Viera Gulova

Pflegeinformatik

Die Rolle der Informations- und Kommunikationstechnologien (IKT) in der Gesundheits- und Krankenpflege

disserta Verlag

Gulova, Viera: Pflegeinformatik: Die Rolle der Informations- und Kommunikationstechnologien (IKT) in der Gesundheits- und Krankenpflege, disserta Verlag, 2012

ISBN: 978-3-95425-070-7
Druck: disserta Verlag, Hamburg, 2012
Covermotiv: © Martin Winzer – Fotolia.com

Bibliografische Information der Deutschen Nationalbibliothek:
Die Deutsche Nationalbibliothek verzeichnet diese Publikation in der Deutschen Nationalbibliografie; detaillierte bibliografische Daten sind im Internet über http://dnb.d-nb.de abrufbar.

Die digitale Ausgabe (eBook-Ausgabe) dieses Titels trägt die ISBN 978-3-95425-071-4 und kann über den Handel oder den Verlag bezogen werden.

Dieses Werk ist urheberrechtlich geschützt. Die dadurch begründeten Rechte, insbesondere die der Übersetzung, des Nachdrucks, des Vortrags, der Entnahme von Abbildungen und Tabellen, der Funksendung, der Mikroverfilmung oder der Vervielfältigung auf anderen Wegen und der Speicherung in Datenverarbeitungsanlagen, bleiben, auch bei nur auszugsweiser Verwertung, vorbehalten. Eine Vervielfältigung dieses Werkes oder von Teilen dieses Werkes ist auch im Einzelfall nur in den Grenzen der gesetzlichen Bestimmungen des Urheberrechtsgesetzes der Bundesrepublik Deutschland in der jeweils geltenden Fassung zulässig. Sie ist grundsätzlich vergütungspflichtig. Zuwiderhandlungen unterliegen den Strafbestimmungen des Urheberrechtes.

Die Wiedergabe von Gebrauchsnamen, Handelsnamen, Warenbezeichnungen usw. in diesem Werk berechtigt auch ohne besondere Kennzeichnung nicht zu der Annahme, dass solche Namen im Sinne der Warenzeichen- und Markenschutz-Gesetzgebung als frei zu betrachten wären und daher von jedermann benutzt werden dürften.

Die Informationen in diesem Werk wurden mit Sorgfalt erarbeitet. Dennoch können Fehler nicht vollständig ausgeschlossen werden und der Verlag, die Autoren oder Übersetzer übernehmen keine juristische Verantwortung oder irgendeine Haftung für evtl. verbliebene fehlerhafte Angaben und deren Folgen.

© disserta Verlag, ein Imprint der Diplomica Verlag GmbH
http://www.disserta-verlag.de, Hamburg 2012
Hergestellt in Deutschland

Danksagung

Mein Dank gehört Frau PhDr. Gabriela Habdáková, PhD., MPH für ihre hochwertige methodische Unterstützung und fachliche Wegweisung bei der Erfassung der Studie.

Auf diesem Wege möchte ich mich auch bei den engagierten Teilnehmern meiner Forschung im Orthopädischen Spital Speising für Ihre Hilfe und Unterstützung, sowie für ihr Entgegenkommen und Verständnis bedanken.

Besonders hervorheben möchte ich die Frau Dr. Ulrike Gwercher - Weiskirchner, die mich bei der Übersetzung meiner Studie in die deutsche Sprache unermüdlich und vielerorts unterstützte. Herzlichen Dank!

Mein herzlicher Dank gilt auch meinen Freunden und meiner Familie, insbesondere meinen Söhnen Igor Gula, MA und Dipl.-Ing. Ivan Gula, BSc für die Unterstützung und Motivation während meines gesamten Studiums.

Geleitwort

Die Autorin befasst sich in der vorliegenden Studie mit der Verflechtung der Informations- und Kommunikationstechnologien in der Gesundheits- und Krankenpflege und mit ihrem Einfluss auf den Pflegeprozess in Österreich. In ihrer Forschung untersucht sie die Eventualitäten der computergestützten Zusammenlegung der medizinischen und pflegerischen Anamnese an ihrem Arbeitsort, dem Orthopädischen Spital Speising.

Das Thema wurde aufwendig recherchiert und detailliert ausgearbeitet. Aufgrund des überwältigenden persönlichen Engagements der Autorin und ihres Zuganges zu den behandelnden Themen, aber auch zur Studie selbst, stellt diese einen Meilenstein in der Forschungsarbeit und Präsentation der Verbindung der IKT mit den pflegerischen Praktiken dar.

Diese Studie wurde bei ihrer Präsentation hervorgehoben und als einzigartig und exzellent bezeichnet.

Ich wünsche dieser Arbeit auch in Österreich eine breite Leserschaft.

PhDr. Gabriela Habdáková, PhD., MPH
Lehrerin der Gesundheits- und Krankenpflege
Gesundheits- und Krankenpflegeschule, Bratislava

Geleitwort

Jeder im Krankenhaus tätige Arzt weiß, dass eine gelungene Zusammenarbeit zwischen pflegerischem und ärztlichem Bereich, also Teamarbeit, die Basis einer gut funktionierenden Abteilung darstellt.

Dabei genügt es nicht, Bewährtes beizubehalten, vielmehr gilt es, bestehende Strukturen zu hinterfragen und gegebenenfalls abzuändern oder neu zu definieren.

Fortschritt bedeutet, ausgetretene Pfade zu verlassen und neue zu betreten. Weitblick und Mut sind dafür die Voraussetzungen.

Beides hat die Autorin Fr. DGKS Viera Gulová in Ihrer hier vorliegenden wissenschaftlichen Arbeit eindrucksvoll unter Beweis gestellt.

Ich gratuliere Ihr dazu ganz herzlich!

Dr. Ulrike Gwercher - Weiskirchner
Ärztin für Allgemeinmedizin
Orthopädisches Spital Wien - Speising

Geleitwort

In Rahmen der präoperativen Vorbereitungen und Untersuchungen hören wir alle unsere Patienten ganz oft sagen: „Das habe ich aber schon einmal geschrieben, das habe ich schon beantwortet... Sie haben ähnlichen Fragebogen ganz sicher schon bekommen... Wieso muss ich in der Computer-Ära die gleichen Sachen x-mal ausfüllen??? Das ist ein Papier-Krieg... usw."

Wir Ärzte und das diplomierte Pflegepersonal sind sicher auch derselben Meinung, man sagt aber nur: „Na ja, sie wissen, es muss sein."

Muss es wirklich sein? Wirklich?

DGKS Viera Gulová (die in ihrer Praxis selber täglich solche Probleme überwindet) hat in ihrer wissenschaftlichen Arbeit brillant aufgezeigt, dass eine gemeinsame Basis der anamnestischen Patientendaten für die Arbeit der Ärzte und des Pflegepersonals möglich ist. Es ist verständlich, wie wichtig und hilfreich solche logische Basis in Zeiten der explodierenden Informatik und modernen Medien ist.

Ich gratuliere und wünsche Frau Gulová viel Kraft und Erfolg in weiteren Schritten mit ihrer Pionierarbeit.

Dr.med. Radomir Čumlivski, CSc.
Facharzt für Anästhesiologie und Intensivmedizin
Orthopädisches Spital Wien - Speising

Anmerkungen der Verfasserin

Bei den Informations- und Kommunikationstechnologien, demnach auch bei ihren Auswirkungen auf die Gesundheit- und Krankenpflege handelt es sich um ein dynamisches und sich rasch veränderndes Themenfeld. Was heutzutage als Trend bezeichnet wird, kann übermorgen schon als „Hype" ausgelegt werden.

Daher sei angemerkt, dass in vorliegender Arbeit mit Hilfe der präsentierten Quellen der Stand im Jahr 2010/2011 festgehalten wird.

Die vorliegende Studie wurde nach den Vorgaben und Richtlinien des Akademischen Handbuches (Meško, et al. 2005) verfasst. Die Studie wurde nach ihrer Präsentation in der Slowakei ins Deutsche übersetzt, um die Ergebnisse der durchgeführten Untersuchung dem Orthopädischen Spital Wien-Speising verfügbar zu machen.

Weiters wird angemerkt, dass sich die geschlechtsspezifischen Bezeichnungen dieser Arbeit gleichermaßen auf beide Geschlechter beziehen. Dies soll der besseren Lesbarkeit dienen.

Abstrakt

Die effektive Umsetzung der Gesundheits- und Krankenpflege ist bedingt durch die ununterbrochene Implementierung der modernen Trends der Informations- und Kommunikationstechnologien (IKT) in die Pflege. Das Hauptziel der vorliegenden Studie ist die Vorstellung der Nutzung der IKT in der Gesundheits- und Krankenpflege in Österreich anhand der Gegebenheiten des Orthopädischen Spitals Speising in Wien und die Präsentation der Digitalisierung des Pflegeprozesses, sowie ihre anschließende Vorstellung in der Slowakei.

Im Rahmen der Studie werden die Informations- und Kommunikationstechnologien in einzelnen Bereichen des Spitals und im Pflegeprozess, sowie auch neue Trends (der modernen IKT) für die Patienten erfasst. Die Autorin möchte mit der Studie auf die Effektivität und Unabdingbarkeit der IKT in der Gesundheits- und Krankenpflege hinweisen.

Folgende Parameter werden im theoretischen Teil der Studie zur Gewinnung, Bearbeitung und Interpretation der Informationen genutzt: Studium der Fachliteratur inklusive der Arbeit mit Informationen, Analyse der Informationen in elektronischer Form und deskriptive Methode.

Im empirischen Teil der Arbeit wird eine Forschung mittels der Fragebogenmethode mit dem Fokus auf die computergestützte Zusammenführung der medizinischen und pflegerischen Anamnese vorgestellt und durchgeführt.

Als Empfehlungen für die Praxis werden Aspekte vorgestellt, welche auf den Ergebnissen der Empirie beruhen. Diese Empfehlungen werden zur Weiterentwicklung der IKT-Nutzung in der Gesundheits- und Krankenpflege beitragen. Präsentiert werden auch eine mögliche gemeinsame medizinische und pflegerische Anamnese im Computer-Programm sowie die Notwendigkeit der Erweiterung der grundlegenden Informationen am Patienten-Informationsterminal.

Inhaltsverzeichnis

Abbildungsverzeichnis **15**

Grafikverzeichnis **16**

Tabellenverzeichnis **17**

Abkürzungsverzeichnis **18**

Einleitung **21**

1 Geschichte, Entwicklung und Gegenwart der IKT **23**
    1.1 Begriffsdefinitionen 23
    1.2 Chronologie der IKT-Entwicklung 25

2 Die Grundlagen der Pflegeinformatik **29**
    2.1 Die Implementierung der Informatik in der Pflege 29
    2.2 Der Patient im Zentrum unserer IT-Systeme 30
    2.3 Betriebssysteme 31
    2.4 Computernetzwerke 31
    2.5 Computernetzwerke in Krankenhäusern 32
    2.6 PACS-System (Picture Archiving and Communication System) 33
    2.7 Elektronische Pflegedokumentation 34

3 Informations- und Kommunikationssysteme im Orthopädischen Spital Speising .. **39**
    3.1 Die Anfänge der IT im Orthopädischen Spital Speising 39
    3.2 Gegenwart der IKT im Orthopädischen Spital Speising 40
    3.3 Zusammenschluss der Informations- und Kommunikationstechnologien 40
    3.4 Computerkenntnisse 40

4 Die IKT - Nutzung im Orthopädischen Spital Speising **43**
    4.1 Die Aufnahme und Entlassung 43
    4.2 Die Präambulanz 44
    4.3 Die Tagesklinik 45
    4.4 Das Labor 45
    4.5 Das Röntgen 46
    4.6 Die Magnetresonanz 48
    4.7 Das Labor für Gang- und Bewegungsanalyse 49
    4.8 Public Relation 49
    4.9 „Patientenbegleitdienst" 50

5 Der Pflegeprozess und die elektronische Dokumentation **53**
    5.1 Pflegedatenbank 54
    5.2 Stationsübersicht 55
    5.3 Pflegeanamnese 55

	5.4 Pflegediagnostik	58
	5.5 Pflegeplanung	59
	5.6 Durchführung	60
	5.7 Evaluation	62
	5.8 Pflegebericht	64
	5.9 Wundmanagement	66
	5.10 Sturzrisikoprotokoll	67
	5.11 Entlassungsbericht	68
6	**Neue Trends in der IKT für die Patienten**	**69**
	6.1 Patienten-Infoterminals (Flachbildschirme)	69
	6.2 Terminvereinbarung per Internet	70
	6.3 Infostunde „Hüftprothese"	70
	6.4 Genesungswünsche für Patienten (Online-Formular)	70
	6.5 Gesundheitstipps	71
7	**Empirische Untersuchung**	**73**
	7.1 Ausgangslage und Problemstellung	73
	7.2 Zielsetzung	74
	7.3 Forschungsleitende Fragen	75
	7.4 Forschungsorganisation	76
	7.5 Forschungsmethodik	77
	7.6 Literaturrecherche	78
	7.7 Fragebogenmethode	79
	7.8 Pilotprojekt	79
	7.9 Forschung	81
	7.10 Befragten	82
	7.11 Datenverarbeitung	83
	7.12 Ergebnisanalyse	84
	7.13 Diskussion	106
	7.14 Forschungsabschluss und Empfehlungen	119

Schlussbetrachtung **123**

Literaturverzeichnis **125**

Anhang **131**

Anhangsverzeichnis **132**

Abbildungsverzeichnis

Abb. 1   Verlauf der Patientendaten in Krankenhausystemen 30
Abb. 2   In Krankenhäusern eingesetzte Computernetzwerke 32
Abb. 3   Handschriftliche papierbasierte Dokumentation eines Pflegeberichts 37
Abb. 4   Programm SAP (Fenster Labor) 46
Abb. 5   Programm SAP (Fenster Röntgen) 47
Abb. 6   Pflegedatenbank – Pflegeanamnese, Katalog Frage-Antwort 57
Abb. 7   Pflegedatenbank – Pflegediagnose 58
Abb. 8   Pflegedatenbank – Planung der Ziele und Pflegeinterventionen 60
Abb. 9   Pflegedatenbank – Durchführung 61
Abb. 10 Pflegedatenbank – Durchführung 61
Abb. 11 Pflegedatenbank – Ergebnisevaluation 63
Abb. 12 Pflegedatenbank – Pflegebericht 65
Abb. 13 Pflegedatenbank – Wundmanagement 66
Abb. 14 Pflegedatenbank – Sturzskala 67
Abb. 15 Intranet – Information über die Forschung 81
Abb. 16 Vision einer gemeinsamen Anamnese 121

Grafikverzeichnis

Grafik 1	Geschlecht	85
Grafik 2	Altersgruppen	86
Grafik 3	Berufsgruppen	87
Grafik 4	Methode der Gesundheits- und Krankenpflege	88
Grafik 5	Pflegeanamnese	89
Grafik 6	Die Struktur der Pflegeanamnese im Pflegedatenbank	90
Grafik 7	Kenntnisse der identischen Fragen in den Anamnesen	91
Grafik 8	Prozentuelle Einschätzung der identischen Fragen	92
Grafik 9	Patientenreaktionen auf die identischen Fragen	93
Grafik 10	Meinungen zur computergestützten Zusammenlegung beider Anamnesen	94
Grafik 11	Problemlösung der identischen Fragen	95
Grafik 12	Vorteile der computergestützten Anamnese ohne Zusammenarbeit	96
Grafik 13	Vorteile der computergestützten Anamnese in Zusammenarbeit	97
Grafik 14	Meinungen über die gemeinsame Anamnese in Zusammenarbeit	98
Grafik 15	Meinungen über die gemeinsame Anamnese ohne Zusammenarbeit	99
Grafik 16	Schwierigkeiten bei der Zusammenlegung beider Anamnesen	100
Grafik 17	Technischer Ausfall der IT	101
Grafik 18	Aufgaben des Arbeitskreises Pflegedatenbank im OSS	102
Grafik 19	Nutzung des SAP-Programms im OSS	103
Grafik 20	Ausdruck der Zustimmung, Ablehnung (Name und Foto)	104
Grafik 21	Ausdruck der Zustimmung, Ablehnung (Tagespräsenz)	105
Grafik 22	Meinungen aller Befragten auf die Umsetzungen einer gemeinsamen Anamnese	115

Tabellenverzeichnis

Tab. 1	Geschlecht	85
Tab. 2	Altersgruppen	86
Tab. 3	Berufsgruppen	87
Tab. 4	Methode der Gesundheits- und Krankenpflege	88
Tab. 5	Pflegeanamnese	89
Tab. 6	Die Struktur der Pflegeanamnese im Pflegedatenbank	90
Tab. 7	Kenntnisse der identischen Fragen in den Anamnesen	91
Tab. 8	Prozentuelle Einschätzung der identischen Fragen	92
Tab. 9	Patientenreaktionen auf die identischen Fragen	93
Tab. 10	Meinungen zur computergestützten Zusammenlegung beider Anamnesen	94
Tab. 11	Problemlösung der identischen Fragen	95
Tab. 12	Vorteile der computergestützten Anamnese ohne Zusammenarbeit	96
Tab. 13	Vorteile der computergestützten Anamnese in Zusammenarbeit	97
Tab. 14	Meinungen über die gemeinsame Anamnese in Zusammenarbeit	98
Tab. 15	Meinungen über die gemeinsame Anamnese ohne Zusammenarbeit	99
Tab. 16	Schwierigkeiten bei der Zusammenlegung beider Anamnesen	100
Tab. 17	Technischer Ausfall der IT	101
Tab. 18	Aufgaben des Arbeitskreises Pflegedatenbank im OSS	102
Tab. 19	Nutzung des SAP-Programms im OSS	103
Tab. 20	Ausdruck der Zustimmung, Ablehnung (Name und Foto)	104
Tab. 21	Ausdruck der Zustimmung, Ablehnung (Tagespräsenz)	105

Abkürzungsverzeichnis

ABBYY	Scann-Programm ABBY Form Reader 9.0
ANA	American Nurses Association/ Amerikanische Pflegekräfte-Vereinigung
B2	Abkürzung für die konservative Station
CD-Form	Compact Disc-Form
Computer TA 1000	Riesenmaschine - Computer Triumph-Adler/ Computerbezeichnung
CT	Computer-Tomografie
DGKP	Diplomierter Gesundheits- und Krankenpfleger
DGKS	Diplomierte Gesundheits- und Krankenschwester
DOS 3.2	Disc Operating System/ Betriebssystem von Microsoft
E-card	elektronische Sozialversicherungskarte
EDVAC	Electronic Discrete Variable Automatic Computer/ elektronischer Computer mit Speicherplatz
EDV	elektronische Datenverarbeitung
Echo	Echokardiografie
EKG	Elektrokardiografie
EMG	Elektromyografie
E-Mail	elektronische Post
GB	Giga Byte – Einheit der Speicherkapazität
GHz	Gigahertz – Einheit der Computerleistung
GPS-System	Global Position System/ Global Navigation System, um die Position und den Zeitpunkt zu bestimmen
Hz	Herz – Einheit der Computerleistung
IBM-Firma	International Business Machines/ Name der Firma
IBM-PC	der erste IBM- Computer mit einem Hauptspeicher von 1 MB
IKT	Informations- und Kommunikationstechnologien
IT	Informationstechnologien
KB	Kilo Byte – Einheit der Speicherkapazität
LAN	Lokal Area Network/ Netzwerk mit lokalen Einschränkungen/ Computer-Komplex lokal/ Intranet
MacOS	Macintosh Operating System/ Betriebssystem von Apple
MB	Mega Byte – Einheit der Speicherkapazität
MHz	Megaherz – Einheit der Computerleistung
MR	Magnetresonanz

MRT	Magnetresonanztomografie
MS Excel	Microsoft Office Computer-Programm zur Tabellenkalkulation
NANDA	North American Nursing Diagnosis Association/ Nordamerikanische Diagnose-Vereinigung/ Ziel der Vereinigung: Internationales Klassifikationssystem für Pflegediagnosen
NCR-Computer	Computerbezeichnung
OSS	Orthopädisches Spital Speising
OP-Trakt	Operationstrakt
OP-Saal	Operationssaal
PACS-System	Picture Archivierung and Communication System/ Bildarchivierungs- und Kommunikationssystem auf Basis digitaler Netzwerke und Rechner
PC	Personal Computer
pCC KTQ	Qualitätszertifikat der Kooperation für Transparenz und Qualität im Gesundheitswesen (KTQ), Berlin
PDB	Pflegedatenbank
PDF	Portable Document Format/ Dateiformat
POP	Praxisorientierte Pflegediagnostik/ Österreichisches Klassifikationssystem für Pflegediagnosen
PR	Public Relations/ Presse-Abteilung; Öffentlichkeits-Abteilung
SAP Programm	Software Anwendung Produkte/ Programm-bezeichnung
TB	Tera Byte – Einheit der Computerleistung
US	Ultraschall/ Sonografie
USA	United States of America/ Vereinigte Staaten von Amerika
WAN	Wide Area Network/ eine Verbindung mehrerer LAN-Netze ohne lokale Einschränkungen/ Internet
WHO	World Health Organization/ Weltweite Gesundheitsorganisation

Einleitung

> *„Wer nicht innovativ ist, fällt zurück und muss früher oder später aufgeben!"*
> Eglau et. al

Informations- und Kommunikationstechnologien des 21. Jahrhunderts stellen eine neue Dimension zur Umsetzung der modernen Gesundheits- und Krankenpflege weltweit dar.

Die schrittweise Implementierung der Informatik in den Bereichen des Gesundheitswesens bietet Fortschritte und verbessert die Qualität der medizinischen und pflegerischen Versorgung, einschließlich des Patientenkomforts.

Das Hauptziel der Studie ist die Vorstellung der IKT- Nutzung im Orthopädischen Spital Speising in Wien (europaweit eines der modernsten Spitäler). Das Spital benutzt neuste Informations- und Kommunikationstechnologien und die Digitalisierung des Pflegeprozesses. Die Studie weist auf die Notwendigkeit, Effektivität und auf die Unabdingbarkeit der IKT in der Gesundheits- und Krankenpflege hin.

Die Themenauswahl wurde durch das Studium der Gesundheits- und Krankenpflege und durch die langjährigen fachlichen praktischen Erfahrungen der Autorin im Orthopädischen Spital Speising (in Österreich) beeinflusst. Im OSS stellt die Nutzung der IKT eine der Prioritäten bei der Durchführung des Pflegeprozesses dar.

Die vorliegende Studie wird in Einleitung, Hauptteil und Schlussbetrachtung gegliedert. Der Hauptteil besteht aus sieben Kapiteln.

Im ersten Kapitel werden die Begriffe abgegrenzt sowie Gegenwart und Vergangenheit der IKT erfasst. Im zweiten Kapitel werden die Grundlagen der Pflegeinformatik beschrieben. Im dritten Kapitel wird auf die Krankenhaus-Informationssysteme im Orthopädischen Spital Speising eingegangen. Im vierten Kapitel werden die einzelnen Bereiche des Spitals vorgestellt und ihre konkrete Nutzung der IKT vermittelt. Auf die einzelnen Schritte des Pflegeprozesses mit der Nutzung der IKT wird im fünften Kapitel eingegangen. Hier werden auch die elektronische Dokumentation mittels SAP Programm und die Pflegedatenbank vorgestellt. Im sechsten Kapitel werden neue IT-Trends in der Patientenpflege präsentiert. Das siebte Kapitel – der empirische Teil der Studie – beinhaltet die Forschung mit dem Schwerpunkt auf die computergestützte Zusammenführung der medizinischen und pflegerischen Anamnese.

In allen Teilen der Studie wird die wichtige Rolle der Informations- und Kommunikationstechnologien sowie die Integrierung des Ärzte- und Pflegepersonals, aber auch der Patienten selbst, in die Nutzung der IKT präsentiert.

Basierend auf den vorliegenden Informationen und auf dem Inhalt und der Form der Studie werden folgende Teilziele definiert:

- Begriffsdefinition und -abgrenzung sowie chronologische Entwicklung im Zusammenhang mit den Informations- und Kommunikationstechnologien
- Beschreibung der Grundlagen der Pflegeinformatik und Vorstellung der Krankenhaus-Informationssysteme
- Erfassung der IKT-Nutzung im Orthopädischen Spital Speising
- Präsentation der elektronischen Dokumentation im Pflegeprozess
- Vorstellung der neuen Pflegeinformatik-Trends, welche die Lebensqualität der Patienten steigern sollen
- Beschreibung der Schwierigkeiten bei der Durchführung des Pflegeprozesses: doppelte Fragestellung bei Ärzte- und Pflegeanamnese
- Nutzung der Aspekte der IKT um die Dokumentationsqualität für Ärzte und diplomierte Pflegepersonal sowie für die Patienten zu steigern
- Empirische Erhebung der Schwierigkeiten in einem Teil des Pflegeprozesses in der IKT, sowie Auswertung und Analyse der Ergebnisse und ihre Umsetzung in der Praxis

Die Themen und das Projekt der vorliegenden Studie sind dafür bestimmt, ihren Eingang in die Praxis zu finden.

1 Geschichte, Entwicklung und Gegenwart der IKT

Heute, im 21. Jahrhundert, gibt es nahezu keinen Bereich der menschlichen Gesellschaft, in dem Informations- und Kommunikationstechnologien (IKT) nicht verwendet werden. Die EDV startete eine technologische Revolution, die mittlerweile alle Bereiche der menschlichen Tätigkeit beeinflusst. Die Computer und ihre Abwandlungen drangen schrittweise in alle Bereiche unseres Lebens ein. Sie werden in Industrie-, Wirtschafts- und Fluggesellschaften, sowie im Tourismus und Handel, im Bank-, Bildungs- und Gesundheitswesen und natürlich im Management eingesetzt.

Folglich müssen die einzelnen Begriffe und deren Chronologie in ihrer historischen Reihenfolge der Entwicklung der IKT spezifiziert werden.

1.1 Begriffsdefinitionen

Der Begriff „Informations- und Kommunikationstechnologie (IKT)" ist allgemein bekannt und wird oft verwendet. IKT umfasst mehrere Systeme, daher ist es wichtig, bestimmte Begriffe zu erklären, z.B. die elektronische Datenverarbeitung oder Pflegeinformatik.

Die Elektronische Datenverarbeitung (EDV) ist der Sammelbegriff für die Erfassung und Bearbeitung von Daten (Datenverarbeitung) durch elektronische Maschinen oder Rechner. Mit der Entwicklung der Computer-Technologie modernisiert und implementiert sich ein neuer Begriff, die IKT (Elektronische Datenverarbeitung, 2011).

Der Begriff **der Informations- und Kommunikationstechnologien** selbst wird unterschiedlich definiert. Zur Illustration seien hier einige passende Definitionen ausgewählt.

Der Begriff IKT entstand aus der Vereinigung der technischen Bereiche, der Datenverarbeitung und der Telekommunikation. Elektronische Datenverarbeitung erfolgt mit Hilfe eines Computers. Die Telekommunikation beschreibt den Empfang und die Weiterleitung von Informationen über Entfernungen (Schmitt, 2005, S. 13).

Buhalis (2003, S. 24) beschreibt die IKT als Konvergenz aus Hardware, Software, der Telekommunikationen und Human Resources.

Horvátová (2005, S. 84) beschreibt das Konzept der IKT als Technologie (Computer-, Telekommunikations-, tragbare und organisatorische Technologie), die für die Datenverarbeitung, Softwareoptimierung und Organisationsstruktur verwendet wird.

Auch den Begriff der Pflegeinformatik beschreiben die angeführten Autoren unterschiedlich. Zur Illustration wählte ich die Definition der American Nurses Association (ANA):

Die Pflegeinformatik ist Teil der wissenschaftlichen Disziplin der medizinischen Informatik.

Sie beinhaltet die Integration der Pflegepraxis, des Pflegemanagements, der Pflegeausbildung und der Pflegewissenschaft mit dem Ziel, eine optimale Gesundheits- und Krankenpflege zu erreichen. Die Pflegeinformatik bietet Hilfestellung bei der Bewältigung von informationsbezogenen Aufgaben, nämlich Daten und Informationen zu identifizieren, zu sammeln, zu verarbeiten und zu verwalten (Güttler, Schoska, Görres, 2010, S. 71).

Diese Definition verdeutlicht, welches Aufgabespektrum ein Pflegeinformationssystem grundsätzlich zu bewältigen hat. Dabei muss es sich nicht zwangsläufig um ein monopolistisches System handeln, sondern es kann sich aus einer Vielzahl einzelner, heterogener Teilsysteme zusammensetzen, die ein „virtuelles Ganzes" bilden (Güttler, Schoska, Görres, 2010).

In der Praxis beschreibt die Pflegeinformatik den Einsatz von IKT (Computer, Computer-Netzwerke, Computer-Peripherie, Internet-, Intranet-, Telekommunikations-Innovationen etc.) zur Verwaltung, Organisation und Dokumentation der Pflege, aber auch den Einsatz der IKT zur Aus- und Fortbildung.

Der Begriff **Computer (PC - Personal Computer)** wird heutzutage alltäglich verwendet. Er stellt eine dominierende Einheit der IKT dar. Der Computer ist eine mechanische Nachahmung des Menschen, der die Arbeitskraft ersetzen soll. Ein Computer hat im übertragenen Sinne ein Gehirn, ein Herz und kann auch „kommunizieren".

Das Gehirn des Computers stellt sein Gedächtnis, der Speicherplatz, dar. Seine Kapazität wird in Bytes gemessen: KB (Kilo Byte), MB (Mega Byte), GB (Giga Byte) und TB (Tera Byte).

Das Herz eines jeden Computers ist sein Mikroprozessor, der grundsätzlich auch seine Leistung bestimmt. Er ist für die Rechenoperationen und Datenverarbeitung zuständig. Die Leistung wird in Hz (Herz), GHz (Giga Herz) oder MHz (Mega Herz) ausgewertet.

Mit den „kommunikativen Fähigkeiten" eines Computers sind die elektronische Kommunikation im Innenraum (Intranet) und die elektronische Kommunikation mit der Außenwelt (Internet), wie E-Mail (elektronische Post) etc. gemeint. Diese dient der Beschaffung und Weiterleitung der Informationen ohne menschliches Einwirken (Raith, 2004).

1.2 Chronologie der IKT-Entwicklung

Die Pflegeinformatik ist ein relativ junger Bereich, der sich erst am Anfang befindet. Zu Beginn der 90er Jahre fing die Pflege damit an, sich ernsthaft mit der EDV zu beschäftigen. Die Implementierung des Computers in den pflegerischen Alltag wurde oft diskutiert. Durch die fortschreitende Einführung des neuen Werkzeugs „Computer" in den pflegerischen Alltag wurde diese Frage aber bald weniger relevant. Die elektronischen Anwendungen zur Datenerfassung und -bearbeitung haben sich im Laufe der Zeit zur Routine entwickelt. (Ammenwerth, Eichstädter, Schrader, 2003).

Die Vergangenheit ist bemerkenswert, da sie Möglichkeiten für die Zukunft beschreibt. Die IKT entstand eigentlich durch die Überlappung zweier historischer Epochen: der Geschichte der Dokumentation und der Geschichte der Computernutzung.

Die Geschichte der Dokumentation erstreckt sich in einer lagen Entwicklung über mehrere Jahrtausende. Die erste schriftliche Erwähnung von Ereignissen stammt bereits aus dem alten Ägypten 2500 Jahre v.Ch. Unerklärliche Vorkommnisse wurden durch Aufzeichnungen auf Papyrusrollen festgehalten und weitergegeben. Krankengeschichten, wie z.B. aufgetretene Epidemien und Seuchen, sind auf Tempelsäulen überliefert worden.

Bereits 400 Jahre v.Ch. benutzten die Griechen und Perser Papyrusrollen und Rechenbretter zur Dokumentation verschiedener Ereignisse. Das älteste bekannte Rechengerät soll der „Abacus" gewesen sein; er wurde um 100 Jahre v.Ch. von den Griechen und Römern verwendet. Das Rechenprinzip bestand darin, kleine Kugeln auf Drähten zu verschieben. Auch heute noch ist der Abacus in Asien in leicht veränderter Form vorzufinden.

Zu Beginn des 19. Jahrhunderts wurden Grundlagen für eine wissenschaftlichere Verwertung von Unterlagen bzw. Dokumenten geschaffen. Es wurden Institutionen gegründet, die sich mit der Dokumentation und ihrem Wesen befassten. So wurde beispielsweise im Jahre 1821 die Institution eines „medical records officer" in Amerika geschaffen, die insbesondere für die Papierdokumentation zuständig war.

In der ersten Hälfte des 19. Jahrhunderts forderte Florence Nightingale im Bereich der Pflege ein schriftliches Festhalten von Pflegebeobachtungen. Dieses Vorgehen diente damals vorwiegend als Gedächtnisstütze und hat sicherlich zur Verbesserung bestimmter Praktiken der Pflege beigetragen. Florence Nightingale legte damit den Grundstein für die Pflegedokumentation.

Die Weiterentwicklung der Pflegedokumentation ging zügig voran; Heutzutage ist sie zu einer gesetzlichen Verpflichtung geworden. Die heutige Pflegedokumentation in elektronischer Form garantiert einen schnellen Überblick über den Pflegezustand des Patienten und erlaubt einen chronologischen Einblick in den ablaufenden Pflegeprozess (Schär, Laux, 2003).

Zur Geschichte des Personalcomputers (PC). Der Grundstein für den heutigen PC wurde bereits 1948 mit der Entwicklung des Transistors (elektronische Bauteil) der Bell Laboratorien in den USA gelegt. Mit der Erfindung des Transistors beginnt sich die erste Generation der Computer zu entfalten (Raith, 2004).

Auf der Basis des Transistors aus dem Jahre 1948 begann Neumann mit der Entwicklung des ersten elektronischen Computerspeichers „EDVAC" (Electronic Discrete Variable Automatic Computer). Der sogenannten Neumann-Computer wurde 1952 in den USA in Betrieb genommen. Der damalige Computer war überdimensional groß (Multimedia Lehrbuch, 2011).

In den Jahren 1965 und 1966 wurde eine dritte Computergeneration vorgestellt. Auch diese Computer waren riesig und füllten einen ganzen Raum. Manche Räume mussten eigens klimatisiert werden, um eine Überhitzung des Gerätes zu vermeiden. Computer-Speicher hatten eine Kapazität von nur 1 bis 4 KB.

Kennzeichen dieser Generation waren:
- Module Bauweise
- Geschwindigkeitszuwachs in der Rechenleistung
- Unterstützung mehrerer Anwender zum gleichen Zeitpunkt
- Preiswerte Massenspeicher
- Schnellerer Informationszugriff sowie
- Unterbringung größerer Datenmengen auf kleinerem Raum

In diesem Zeitraum liefen die ersten Projekte und Forschungen über den Computereinsatz im Gesundheitswesen. Der Nachweis einer positiven Kostenbeeinflussung durch die Einführung von computergestützten Systemen wurde notwendig; ebenso der Nachweis auf die Erhöhung der Qualität bezüglich der Patientenversorgung.

Basierend auf der ständig fortschreitenden Hardwareentwicklung wurde schrittweise mit der Einführung der Computer in verschiedenen Bereichen des Gesundheitswesens begonnen, von der Personalabteilung im Zusammenhang mit Abrechnung und Auswertung, bis hin zum tatsächlichen Pflegebereich (Schär, Laux, 2003).

Im Jahr 1980 entwickelte die Firma International Business Machines (IBM) den ersten IBM-PC mit einem Hauptspeicher von 1 MB.

Im den Jahren 1985 bis 1997 einwickelten sich die Computer rasant weiter. Prozessoren – Computersysteme steigerten ihre Leistung von 166 MHz bis auf 500 MHz. Die Geschwindigkeit des Verarbeitungsverfahrens eines Computers war damit tausendmal schneller als die des ursprünglichen IBM-PCs. Microsoft - das Betriebssystem entwickelte sich von DOS (Disc Operating System) 3.2 bis Windows 95.

1999 brachte die Firma Intel den Prozessor Pentium III auf dem Markt, der die Taktrate von 1 GHz überstieg (Raith, 2004).

Im Jahr 2010 entwickelte dieselbe Firma die so genannten „Dual Core" (zwei Kerne) Prozessoren, die viel leistungsfähiger als ihre Vorgänger sind (Gula, 2010).

Zusammenfassend kann gesagt werden, dass die Computer vor 35 Jahren einen bedeutend größeren Umfang hatten und einen entsprechend klimatisierten Raum erforderten. Heute handelt es sich um stark verkleinerte Geräte mit hoher Leistungskraft, die fast überall verfügbar und tragbar sind, bzw. auf einem Schreibtisch verwendet werden können. Der Personalcomputer trat seinen Siegeszug mit der Einführung in allen Bereiche unseres Lebens, und damit auch in der Pflege, an (Schär, Laux, 2003).

2 Die Grundlagen der Pflegeinformatik

Die Gegebenheiten in der Pflege haben sich in den letzten zehn Jahren stark verändert. Die Patientenaufenthalte in Krankenhäusern und Gesundheitseinrichtungen werden immer kürzer. Einerseits steigt die Zahl der Hospitalisierten, anderseits werden in Krankenhäusern und Gesundheitseinrichtungen viele Arbeitsstellen abgebaut. In Zukunft werden mehr Patienten von weniger Pflegkräften versorgt werden. Die aktuelle Entwicklung zeigt eine kontinuierliche Zunahme an Tätigkeiten in der Gesundheits- und Krankenpflege und ein dadurch verbessertes Zeitmanagement. Gleichzeitig steigen aber die Ansprüche in Bezug auf eine deutlich verbesserte Dokumentation und Datentransparenz.

Dazu benötigt die moderne Pflege unterstützende Werkzeuge. Ein solches Werkzeug ist die moderne Informations- und Kommunikationstechnologie (IKT). Diese befindet sich in allen Bereichen der professionellen Pflege im Vormarsch (Mania, 2009).

2.1 Die Implementierung der Informatik in der Pflege

Durch die Implementierung von Informations- und Kommunikationssystemen und durch den Einfluss moderner Technologien auf die professionelle Pflege kommt es in allen Bereichen zu tief greifenden Veränderungen. Im WHO-Programm: „Gesundheit für alle im 21. Jahrhundert" unterstützt das 19. Ziel „Forschung und Wissenstransfer für die Gesundheit", welches für die Pflege in der Europäischen Union wichtig ist, die Implementierung der Informatik in der Pflege. Alle Mitgliedstaaten der Europäischen Union sollten bis 2005 Informations- und Kommunikationssysteme einsetzen, welche dazu beitragen, das Wissen rund um die Gesundheit zu verbessern und zu kommunizieren (Farkašová, 2009).

Zur Implementierung der Informatik in der Pflege ist einerseits eine „gut laufende" Arbeitsorganisation, anderseits eine qualitative Mitarbeiterbildung sowie eine fortlaufende Mitarbeiterschulung von Bedeutung. Man benötigt also professionelle Mitarbeiter, die im Umgang mit der entsprechenden Software erfahren sind. Mitarbeiter, die über Kenntnisse in den Bereichen Pflege, Management und IKT verfügen, sind bei der Implementierung der Informatik in der Krankenpflege unverzichtbar. Es werden Fachkräfte benötigt. Unabdingbar sind Schnittstellen, die in einzelnen technischen Bereichen die Verbindung zwischen der Pflegepraxis, der Pflegewissenschaft, dem Pflegemanagement und der IKT herstellen. Eine solche Schnittstelle ist die Pflegeinformatik. Sie ist ein Teil der Gesundheitsinformatik und hat die Schulung und den Support der Pflegekräfte im Bereich der Informatik zur Aufgabe. Außerdem betreut, analysiert und entwickelt sie Systeme, die ihren Einsatz in der professionellen Pflege finden (Mania, 2009).

2.2 Der Patient im Zentrum unserer IT-Systeme

Heutzutage gibt es kaum noch einen Bereich im Krankenhaus, der nicht durch die moderne IKT unterstützt wird. Die Daten eines Patienten fließen durch verschiedenste Softwaresysteme. Der Weg der Patientendaten verläuft von der ersten Untersuchung, bzw. der ersten Aufnahme bis zur Entlassung, durch verschiedene Krankenhaussoftware-Systeme. So ist auch die prozentuelle Auslastung und die Anzahl der im Gesundheitswesen verwendeten IT-Produkte (Monitor-Client, Server, Scanner, Tastatur, Maus) genau bestimmbar. Jede Abteilung benützt bestimmte IT-Produkte in den angewandten Ebenen abhängig von ihrer Auslastung und Nutzungsintensität.

Die folgende Grafik illustriert den Verlauf der Patientendaten in verschiedenen Krankenhausystemen (Mania, 2009, S. 12).

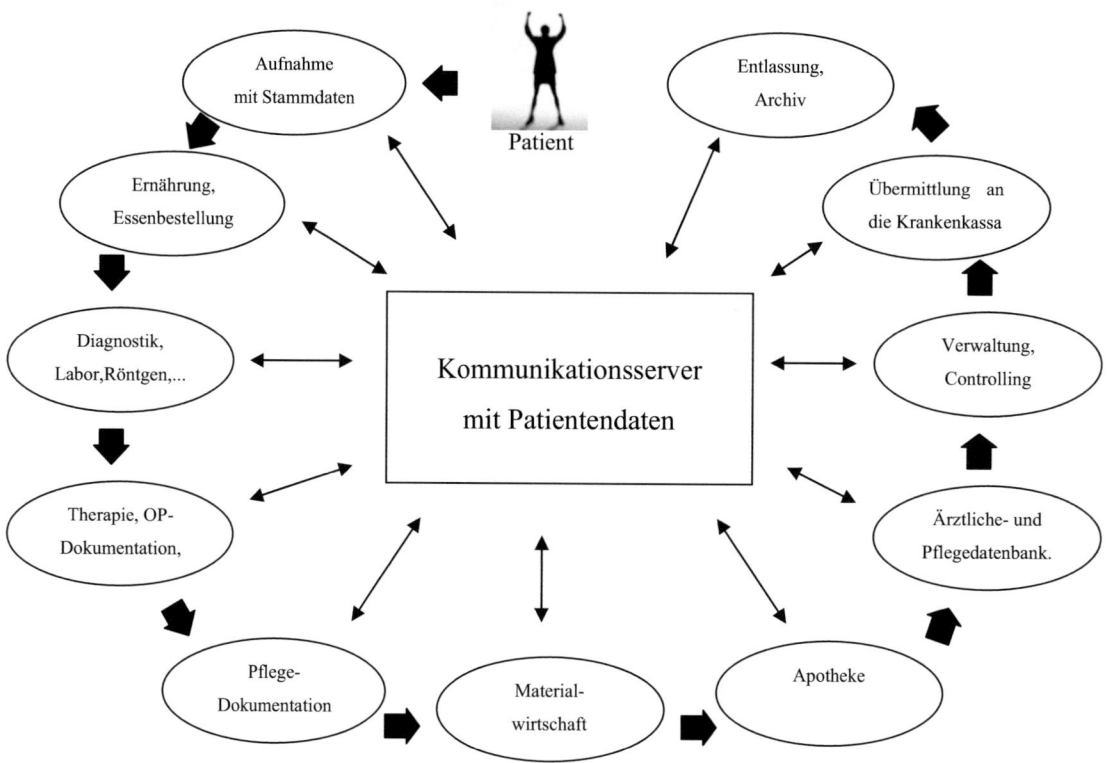

Abb. 1 Verlauf der Patientendaten in Krankenhausystemen

2.3 Betriebssysteme

Zu den verschieden einsetzbaren Betriebssystemen gehören Windows, Unix, Linux und MacOS. Die Krankenhäuser sind mit Unix, Linux oder auch Windows-Servern ausgestattet. Die Auswahl der Systeme ist im Einklang mit ihren Vorteilen, wie z.B. Server für Datenspeicherung oder die Vernetzung von einzelnen Computern mit Windows in die Computer-Netzwerke, zu treffen. Die Pflegekraft kommt mit diesen Systemen allerdings nicht in direkten Kontakt. Die Arbeitsoberfläche, der so genannte „Client", stellt beim Start eine grafische Oberfläche dar, meist mit einem Login-Bildschirm (Anmeldebildschirm). Die verantwortlichen Netzwerkadministratoren verleihen auf Basis von persönlichen Daten und geheimen Passwörtern Zugriffe auf benötigte Datenbanken. Jeder Mitarbeiter hat jedoch nur Zugriff auf bestimmte Daten innerhalb einer Datenbank, abhängig von seiner Zuständigkeit und Kompetenz.

Das MacOS Computer-System wird nur selten verwendet; Schwerpunkte sind Labor, Radiologie und diverse Forschungseinrichtungen (Mania, 2009).

2.4 Computernetzwerke

Computernetzwerke verbinden mehrere Einzelplatzcomputer (Clients) und ermöglichen so ihre „Kommunikation" (Datenaustausch) untereinander. In der Regel sind diese Clients mit einem oder mehreren Servern verbunden, von dem sie die gewünschten Informationen erhalten. Die Kommunikation wird meist von einem Router oder Switch geregelt, damit die Datenströme nicht „durcheinander" kommen.

Ein Netzwerk, das nur einen Computer-Komplex lokal enthält und auf ein Gelände oder Gebäude begrenzt benutzt wird, heißt „LAN" (Local Area Network). Ein solches Netzwerk, mit unbefugtem Zugriff von außen und von nicht autorisierten Personen, nennt man „Intranet".

Eine Verbindung mehrerer LAN-Netze ohne lokale Einschränkungen wird WAN (Wide Area Network) oder auch Internet genannt. Eine Internet-Verbindung ist kein homogenes Netz, sondern setzt sich aus einer Vielzahl von unabhängigen Teilnetzen zusammen.

Um die Ausfallsicherheit, die konstante Geschwindigkeit und die langfristige Stabilität in einem größeren Netzwerk zu gewährleisten, werden solche Netzwerke mit mehreren Servern ausgestattet, die verschiedene Dienste überwachen. In einem Krankenhaus gibt es daher einzelne Server für Datenbanken, Pflegedantebanken, Internet, E-Mail, Intranet, etc. Sollte ein Server ausfallen, können in der Regel die übrigen Serverdienste weiter genutzt werden und die anderen Server übernehmen seine Funktionen (Mania, 2009).

Die folgende Darstellung zeigt ein Computernetzwerk – Clients-Verbindung mit mehreren Servern und einer Kommunikationsverwaltung, wie es in Krankenhäusern seinen Einsatz findet (Mania, 2009, S. 87).

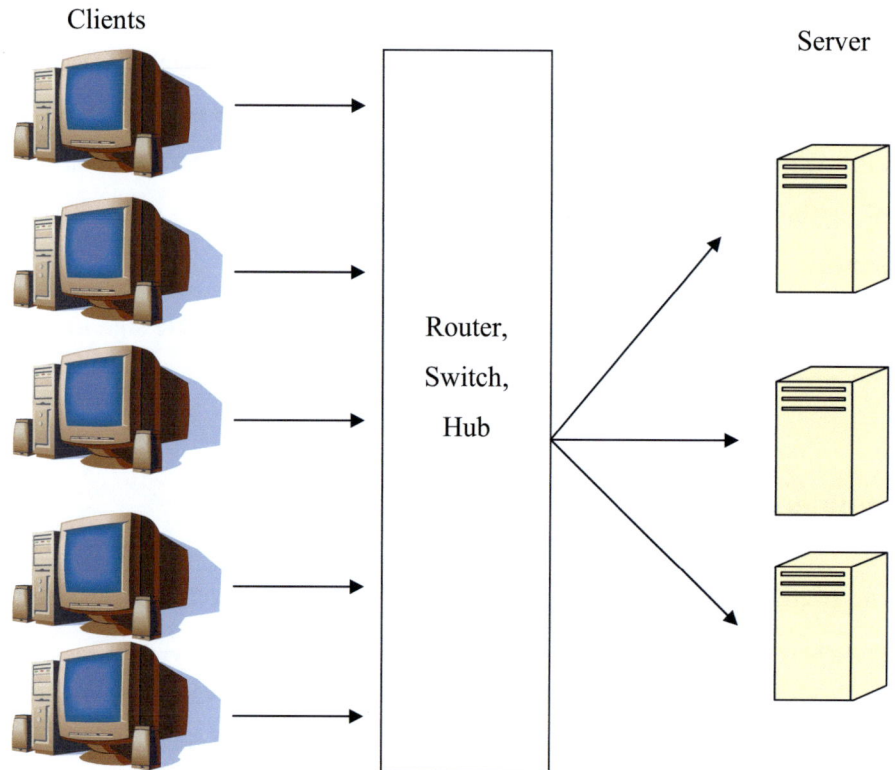

Abb. 2   In Krankenhäusern eingesetzte Computernetzwerke

2.5   Computernetzwerke in Krankenhäusern

Computernetzwerke in Krankenhäusern bringen viele Vorteile mit sich. Die Patientendaten sind für verschiedene Berufsgruppen schnell und unproblematisch in diversen Computerprogrammen verfügbar. Die Stammdaten eines Patienten sind für alle Abteilungen, die im Bereich IKT mit Patienten kommunizieren, abrufbar (ärztlicher Dienst, Pflegepersonal, OP-Trakt, Physiotherapie, Ambulanz, aber auch nicht medizinische Bereiche wie Verwaltung, Controlling und Administration).

Netzwerke gewährleisten einen „Fluss" der Patientendaten, da die Daten zentral auf dem Server gelagert werden und somit von jedem Client jederzeit abrufbar sind. Somit ist auch der elektronische Datenaustausch zwischen den einzelnen Abteilungen gegeben. Über Benutzerrechte wird gesteuert, wer auf welche Daten oder Dienste zugreifen darf. So dürfen zum Beispiel nur Ärzte und das diplomierte Pflegepersonal im Klinischen Informationssystem Befunde validieren und nur Stationsleitungen auf den elektronischen Dienstplan zugreifen und diesen auch bearbeiten.

Netzwerke bringen derzeit aber nicht nur Vorteile mit sich, sondern auch einige Nachteile:

Vorteile von Computernetzwerken:
- Zugriff von mehreren Clients auf die zentrale Datenbank
- Dateneingabe und -speicherung
- Datenkontrolle und -sicherheit
- Wartung und Installation der Updates am zentralen Server
- spezifische Vergabe von Benutzerrechten
- schnelle und effektive Kommunikation
- Gewährleistung des Datenschutzes

Nachteile von Computernetzwerken:
- Hoher Aufwand an Material (Kosten) und Personal (Anzahl) bei Ersteinrichtung, Instandhaltung und Erweiterung
- Ausfallproblematik (fällt ein Server aus, kann kein Client mehr auf diesen Server zugreifen und seine Daten und Dienste nutzen)
- Geschwindigkeitseinbußen bei hoher Auslastung (Mania, 2009)

2.6 PACS-System (Picture Archiving and Communication System)

Eine wichtige Rolle in Medizin und Pflege spielt ein Bildarchivierungs- und Kommunikationssystem auf Basis digitaler Netzwerke und Rechner, das „Picture Archiving and Communication System" (PACS). PACS-Systeme, so genannte visuelle Technologien, registrieren in der Radiologie und Nuklearmedizin digitale Bilddaten aller Modalitäten. Dies funktioniert auch für Bilddaten aus anderen Fachbereichen, wie z.B. Orthopädie (Arthroskopie – digitale Bildübertragung), Kardiologie (Echokardiografie und EKG), Pathologie (Projektionen histologischer Präparate) u. v. m.

Die wichtigste Priorität bilden heutzutage die digitalen Projektdaten. Beispielsweise kann ein Röntgenbild mit speziellen Scannern digitalisiert werden. Die Bilddateien werden dann zusammen mit den Patientendaten und dem Untersuchungsergebnis auf einem zentralen Serversystem gespeichert. Die Untersuchungen können an speziellen Arbeitsplatzrechnern mit entsprechenden Computer-Bildschirmen immer wieder abgerufen und betrachtet werden. Die Bilder können später digital nachbearbeitet werden und bieten Radiologen so die Möglichkeit, einen digitalen Befundbericht im System zu erstellen. Die Bilder und Befunde können von den behandelnden Ärzten auf den Stationsarbeitsplatzrechnern jederzeit eingesehen werden. Bei den derzeit üblichen Verfahrensweisen werden Röntgen-Bilder zusammen mit anderen Dokumenten in Papierform dokumentiert und aufbewahrt.

Die PACS-Systeme arbeiten mit digitalen Multimedia-Daten wie digitalen Projekte, Videos und Sound. Die digitalen Aufnahmen sind übersichtlicher und haben auch höheren Stellenwert als übliche Papier-Dokumentationen. Bei bewegten Aufnahmen, wie dem Ultraschall, vereinfachen PACS-Systeme die Dokumentation. So kann das System einzelne Bilder in einer Schnittserie kombinieren und diese dann als Animation wiedergeben. Ein großer Vorteil besteht darin, dass die Bilder ohne Verlust der Datenqualität kopiert werden können. Die Gefahr, Originalaufnahmen zu verlieren ist geringer, und die arbeits- und platzaufwendige Archivierung entfällt (Mania, 2009).

2.7 Elektronische Pflegedokumentation

Die Pflegedokumentation ist ein wichtiges Instrument für den Informationsaustausch und die Kommunikation zwischen Pfleger und Ärzten. Die Pflegedokumentation ist weiters unentbehrlich für die Pflegeadministration und damit auch eine Grundlage für das Pflegemanagement. Derzeit gibt es zwei Möglichkeiten der Pflegedokumentation: die handgeschriebene, manuelle Form (Papierdokumentation) und die elektronische Form. Das Ziel des Einsatzes von IKT in der Pflege ist die schrittweise Digitalisierung der Patientenakten in jedem Krankenhaus (Schär, Laux, 2003).

Gesetzgebung. Die Verpflichtung zur schriftlichen Dokumentation, entweder manuell oder elektronisch, ist im Österreichischen Gesundheits- und Krankenpflegegesetz § 5 Pflegedokumentation, Abschnitt 1 - 4, geregelt. § 5 beschreibt die Berufspflichten und die Pflegedokumentation (Weiss-Fassbinder, Lust, 2006).

Elektronische Signatur. Bei der elektronischen Dokumentation ist eine elektronische Signatur erforderlich. Jeder Arbeitnehmer erhält bei der Aufnahme anhand seiner beruflichen und fachlichen Kompetenz eine elektronische Unterschrift. Ein Mitarbeiter der IT-Abteilung nimmt dann diese elektronische Signatur „in Betrieb". Meistens besteht diese aus den ersten drei Buchstaben des Nachnamen und dem ersten Buchstaben des Vornamens. Zum Beispiel lautet die elektronische Signatur von DGKS Muster Vera: „Musv".

Die IT- gestützte Dokumentation ist somit für den gesamten Pflegeprozess vollständig, daher jedoch umfangreicher als die Papierdokumentation. In einigen Krankenhäusern ist der gesamte Pflegeprozess nur in elektronischer Form dokumentiert.

Viele Autoren geben anhand von Studien die Vorteile und Nachteile der Pflegedokumentation im Vergleich zur Papierdokumentation wider. Laut Güttler, Schoska und Görres wird die elektronische Dokumentation vor allem vom diplomierten Pflegepersonal zu Beginn mit Misstrauen aufgenommen. Dieses kann sich allerdings später die Rückkehr zur Papierdokumentation kaum mehr vorstellen (Güttler, Schoska, Görres, 2010).

Vorteile der elektronischen Dokumentation:
- Verbesserung der Qualität der Pflegedokumentation
- umfangreichere Pflegedokumentation
- umfassende Dokumentation
- Garantie für korrekte Arbeit nach dem Pflegeprozess
- regelmäßige Evaluation und Kontrolle der Pflegeplanung
- Übersicht, Leserschaft, einfache Text-Ausrichtung
- Verlust der Anonymität von Autoren (lesbare und identifizierbare elektronische Signatur)
- bessere Übersicht bezüglich der Patientenbelegung
- effiziente Nutzung der Zeit und des Zeitmanagements
- sachlich korrekte Verwendung der Dokumentationssysteme
- Genauigkeit der Sprache und Klarheit des Textes
- unmittelbare und kontinuierliche Dokumentation
- sofortige Verfügbarkeit der Daten in der Dokumentation für Ärzte- und Pflegepersonal
- Unterstützung der Verwendung von Bausteintexten (fachliche Terminologie)
- einheitliche Dokumentation von Hautdefekten (Wundmanagement)

Nachteile der elektronischen Dokumentation:

- verschiedene Dokumente können nicht nebeneinander gelegt oder aufgerufen werden
- das Nachschlagen bzw. Lesen ist zeitaufwändiger
- Schulung und Passwort sind vor Benutzung erforderlich

Eventuelle Computer-/Softwareprobleme:

- Viren
- Systemabstürze
- Probleme in der Stromversorgung
- Fehlermeldungen des Programms (Güttler, Schoska, Görres, 2010)

Nachteile bei der Papierdokumentation:

- unvollständige Pflegeprozessdokumentation
- oft fehlende Evaluation
- möglicher Verlust von Papierakten
- unleserliche Handschrift
- Anonymität des Autors (unleserliche Unterschrift)
- unklare Formulierungen
- sachlich falsche Verwendung des Dokumentationssystems
- nachträgliche und nicht kontinuierliche Dokumentation
- Problem bei der Archivierung großer Mengen von Dokumenten in Papierform (Ammenwerth, Eichstädter, Schrader, 2003)

Die Akzeptanz der elektronischen Dokumentation vom diplomierten Pflegepersonal entwickelt sich sehr positiv. Die Zeitverkürzung bei der Dokumentation, Klarheit und Lesbarkeit des Textes und viele weitere Vorteile tragen zu ihrer raschen Implementierung bei. Eine vollständige elektronische Dokumentation des Pflegeprozesses wird im fünften Kapitel vorgestellt.

Die folgende Abbildung zeigt die handschriftliche papierbasierte Dokumentation eines Pflegeberichts (Herbig, Büssing, 2006, S. 104).

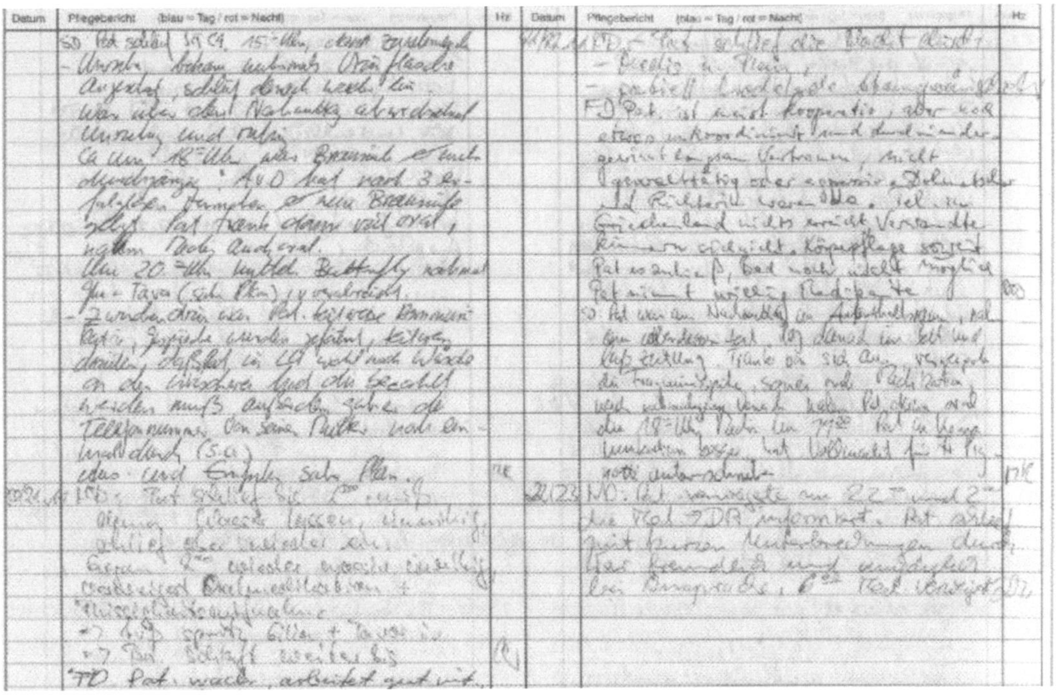

Abb. 3 Handschriftliche papierbasierte Dokumentation eines Pflegeberichts

3 Informations- und Kommunikationssysteme im Orthopädischen Spital Speising

Das Orthopädische Spital Wien-Speising hat ein Computernetzwerk, das aus fünf Servern und mehreren Hundert Clients (Arbeitsoberfläche - Desktop) besteht. Die Datenbank (archivierte Daten) befindet sich auf einem der fünf Server. Nach der Anmeldung auf dem Server gelangt man aus allen Teilen des Krankenhauses auf seinen eigenen Desktop-Client. Jeder Benutzer hat sein eigenes Login-Passwort.

Die hauptsächliche Verwendung von IKT erfolgt in der pflegerischen, ärztlichen und medizinischen Datenbank und in der Archivierung von Daten, die schriftlich oder visuell sind.

3.1 Die Anfänge der IT im Orthopädischen Spital Speising

Vor 35 Jahren begann die Ära der IT im Orthopädischen Spital Speising in Wien. Der erste Computer, der 1973 in Speising Einzug hielt, füllte noch ein ganzes Zimmer aus, war aber für die damalige Zeit sehr modern und leistungsfähig. Diese Riesenmaschine Computer TA 1000 (Anhang A) von Firma Triumph-Adler hatte einen 4 KB Speicherplatz.

Später, im Jahre 1977, besaß das Spital Speising einen modernen NCR-Computer (Anhang A). Er bestand aus drei überdimensionalen Schränken, die ein ganzes Büro ausfüllten. Das Zimmer musste eigens klimatisiert werden, um die Betriebstemperatur des Rechners zu gewährleisten.

Die Computer wurden damals für Buchhaltung, Personalverrechnung sowie Aufnahme- und Entlassungslisten verwendet. Für unterschiedliche Aufgaben gelangten aber unterschiedliche Drucker zum Einsatz, wobei ein ständiges Umstecken von Kabeln nötig war. Der Text musste auf einer Schreibmaschine vorgeschrieben werden und konnte erst dann in den Computer eingegeben werden. Für mehrere Mitarbeiter stand nur ein einziger Bildschirm mit grüner Schrift auf schwarzem Hintergrund zur Verfügung. Man brauchte damals 20 Minuten, um eine einzige Liste auszudrucken.

Die Computer wurden meist von Ordensschwestern betrieben, die dafür in Mathematik, Physik und den Grundlagen der Computersprache geschult wurden. Die Ordnerschwestern schrieben auch eigene Programme.

Ab 1996 wurde das SAP-Programm in Speising eingeführt, das auch heute noch in Gebrauch ist (Saffarnia, Herrmann, 2009).

3.2 Gegenwart der IKT im Orthopädischen Spital Speising

Das Orthopädische Spital Speising verwendete im Jahr 2009 470 Computer mit dem SAP-Programm. Durch die Eröffnung neuer Abteilungen stieg die Computeranzahl weiter an. Im Jahr 2007 wurde das Intranet eingeführt. Das Intranet ist ein System, das der betriebsinternen Kommunikation zwischen allen Mitarbeiterinnen des Spitals dient. Es dient auch zur schnellen Information über aktuelle Veranstaltungen für alle Benutzer. Im nächsten Kapitel wird das Intranet genauer beschrieben.

In den 35 Jahren ihres Bestehens hat die IKT im Orthopädischen Spital Speising viel verändert und eine regelgerechte „Computerrevolution" verursacht (Saffarnia, Herrmann, 2009).

3.3 Zusammenschluss der Informations- und Kommunikationstechnologien

Schon die Geschichte der IKT im Orthopädischen Spital Speising selbst zeigt uns die schrittweise Einführung eines Computer-Netzwerks in allen Teilen des Spitals. Ein allmählicher Übergang der EDV zur IKT wurde durch die rasche Einführung von Computern in alle Bereiche des Spitals (angefangen von Personalabteilung und Archiv über einzelne Ambulanzen, medizinische Abteilungen, Röntgen, Labor, OP-Trakt, MR, EKG-Raum, Physiotherapie, Ganganalyselabor, bis hin zu Qualitätsmanagement und Küche) realisiert.

Über mehrere Jahre hinweg wurden zum SAP-Programm und zur Pflegedatenbank verschiedene Innovationen in der Pflegepraxis hinzugefügt, wobei das Personal über diese in Kenntnis gesetzt und regelmäßig geschult wurde. Heute ist es ein Hauptteil des IKT-Einsatzes, jeden Schritt des Pflegeprozesses in die Pflegedatenbank zu implementieren.

3.4 Computerkenntnisse

Die eigentliche Transformation und Innovation IKT erfordert grundlegende Computerkenntnisse. Jeder Mitarbeiter im Gesundheitswesen muss bei der Ausübung seines Berufs die Möglichkeiten der neuen IKT kennen und nutzen.

In der Vergangenheit bot das Orthopädische Spital Speising bei der IKT Implementierung jedem Mitarbeiter eine EDV-Schulung unter der Leitung von Experten. Die ersten Kurse liefen im Jahr 1998.

Zurzeit werden beim Upgrade des SAP-Programms bzw. der Einführung eines neuen Projektes (z. B. der Bestellung eines Zeittermins bei Anordnung der Röntgenuntersuchung oder der Bestellung eines Patientenbegleitdienstes für die interne Beförderung) Kurse für jeden Mitarbeiter der betroffenen Berufsgruppe durchgeführt. Für jeden neuen Mitarbeiter wird eine komplette SAP-Schulung über das Programm und über und seine besondere Verwendung im Orthopädischen Spital Speising angeboten.

Die neue Generation des Ärzte- und Pflegepersonals bringt Computerkenntnisse auf einem hohen Niveau mit. Mittlere und höhere Schulen vermitteln mittlerweile nicht nur ein theoretisches IKT-Wissen, sondern auch praktische Erfahrungen mit dem SAP-Programm.

4 Die IKT - Nutzung im Orthopädischen Spital Speising

Das Orthopädische Spital Wien-Speising ist die größte orthopädische Einrichtung Österreichs. Es ist gleichzeitig eine der größten und modernsten orthopädischen Kliniken Europas.

Das Orthopädische Spital Speising beherbergt 6 medizinische Abteilungen sowie das Institut für Physikalische Medizin und orthopädische Rehabilitation. Hinzu kommt noch eine Reihe von allgemeinen und speziellen Ambulanzen sowie Sondereinrichtungen, wie etwa das Gang- und Bewegungsanalyselabor, die Zentralsterilisation, der OP-Bereich mit der Tagesklinik und andere. Jede Abteilung ist mit modernsten Geräten und IKT ausgestattet (Orthopädisches Spital Speising, 2010, a).

Das Orthopädische Spital Speising verfügt über 280 Betten; eine der zentralsten Einrichtungen ist der OP-Bereich mit 7 OP Sälen und die neu geschaffene Tagesklinik mit 3 OP-Sälen. Hier werden kleinere Eingriffe getätigt. Insgesamt finden im Orthopädischen Spital Speising rund 10.000 Operationen (Anhang B) pro Jahr statt (OSS Controlling, 2011). Trotz der stetigen Zunahme an Operationen besteht das Bestreben, die Qualität der Gesundheitsversorgung mit Hilfe der IKT zu erhöhen. Dies wird auch durch das Zertifikat pCC KTQ bestätigt, welches dem Orthopädischen Spital Speising im November 2010 verliehen wurde. Die IKT-Nutzung befindet sich auf einem hohen Niveau und ist zu einem unabdingbaren Bestandteil jeder Abteilung des Orthopädische Spitals Speising geworden (Orthopädisches Spital Speising, 2010, b).

4.1 Die Aufnahme und Entlassung

Die große Eingangshalle, in der sich die Rezeption (Anhang C) befindet, lenkt bereits unsere Aufmerksamkeit in vollem Umfang auf den Einsatz der IKT. Die elektronische Datenverarbeitung beschleunigt und vereinfacht das Aufnahmeverfahren und die Zulassung zur Ambulanzversorgung. Die Daten werden elektronisch an die zuständige Abteilung weitergeleitet.

Die Vorteile dieses Systems werden bei wiederholten Krankenhausaufenthalten bzw. orthopädischen Untersuchungen in Form der Patientendaten-Archivierung und deren Handhabung deutlich.

Über die Webseite des Orthopädischen Spitals Speising erhalten die Patienten wichtige Informationen darüber, was sie zu einem Ambulanztermin mitnehmen sollen.

Die Anweisungen sind unterschiedlich:

- wenn die Patienten das erste Mal in die Ambulanz kommen oder
- wenn die Patienten zu einer Kontrolluntersuchung kommen oder
- wenn die Patienten zur Operationsvorbereitung kommen

Zum vorgesehenen Termin kommt der Patient an die Rezeption, wo seine persönlichen Daten und Versicherungsdaten aus der E-Card in einer Datenbank gespeichert und im SAP Programm weiterverarbeitet werden. Von dort geht der Patienten entweder an die entsprechende Station oder zur bestimmten Ambulanz. Die vollständige Dokumentation für die benannte Station oder Ambulanz wird elektronisch weitergeleitet.

Die Webseite des Orthopädischen Spitals Speising informiert die Patienten auch über alle orthopädischen Spezialambulanzen, die nach Terminvereinbarung zu den jeweiligen Öffnungszeiten besucht werden können. Es besteht aber auch die Möglichkeit, sich mittels eines elektronischen Formulars per Internet zu einem Ambulanztermin anzumelden (Orthopädisches Spital Speising, 2010, c).

4.2 Die Präambulanz

Die Präambulanz (Anhang D) ist ein Teil der präoperativen Orthopädie und Präanästhesie-Ambulanz. Hier werden die Patienten etwa 14 Tage vor der geplanten Operation von dem entsprechenden Facharzt untersucht und für die Operation vorbereitet. Die Präambulanz umfasst eine orthopädische, innere und anästhesiologische Untersuchung.

Die Daten werden in einer medizinischen und pflegerischen Datenbank gespeichert; alle benötigen Ergebnisse sowie Röntgen- und MRT-Bilder werden gescannt. Der Patient hat hier auch noch die Gelegenheit, etwaige Fragen über die OP zu stellen. Er bekommt Informationen über die Art und das Risiko der geplanten Operation, die Art der Anästhesie, die Möglichkeiten von Eigen- oder Fremdblutspende sowie der postoperativen Schmerzbehandlung, weiters über die postoperative Pflege und Rehabilitation und über das Entlassungsmanagement.

Neben dem fachlichen Gespräch bekommen die Patienten auch entsprechenden Broschüren ausgehändigt, welche von Mitarbeitern mit Hilfe der IT erstellt wurden. Zusätzlich steht auch die Webseite des Orthopädischen Spitals Speising zur Verfügung, wo man schon zu Hause alle notwendigen Informationen durchgehen kann (Orthopädisches Spital Speising, 2010, d).

4.3 Die Tagesklinik

Heutzutage können aufgrund des medizinischen und pflegerischen Fortschritts und der IKT ausgewählte orthopädische Operationen tagesklinisch durchgeführt werden. Das heißt, manche Operationen erfordern nur einen Tagesaufenthalt. Das Orthopädische Spital Speising bietet seit September 2008 eine solche tagesklinische Versorgung an. Die Tagesklinik gewährleistet die medizinische und pflegerische Versorgung während des Tages und nach der Operation. Wenn der Zustand des Patienten stabil ist, wird er am selben Tag nach Hause entlassen. Vorteile der Tagesklinik sind eine geringe Krankenhausaufenthaltsbelastung für den Patienten, sowie eine verkürzte Wartezeit für den operativen Eingriff.

Detaillierte Informationen über die Tagesklinik, die Aufnahmebedingungen und den Aufenthalt in der Tagesklinik können die Patienten auf der Website des Orthopädischen Spitals Speising erhalten. Auf der Webseite befinden sich digitale Folder im PDF-Format (Anhang E). Weitere Informationen per E-Mail sind möglich.

Die Tagesklinik besteht aus drei OP-Sälen mit modernster technischer Ausstattung, einschließlich der IKT (Anhang E). Bei den chirurgischen Eingriffen mit Hilfe eines Kamera-Systems (z.B. Arthroskopie), das im Arthroskop eingebaut ist, wird das Bild auf den Computerbildschirm übertragen. Es ermöglicht eine genauere Überwachung während der Operation und die interne Koordination des Gerätes (Orthopädisches Spital Speising, 2010, e).

4.4 Das Labor

Das Labor im Orthopädischen Spital Speising (Anhang F) dient den Krankenhauspatienten. Im Labor werden die Routineparameter wie Blut, Urin und Stuhl untersucht. Die Analyse des untersuchten Materials wird mittels Einsatzes modernster Mess- und Computertechnik durchgeführt.

Die Befunde erfolgen ein paar Stunden nach Erhalt des untersuchten Materials und werden auf elektronischem Weg den einzelnen Stationen übermittelt. Begleitscheine und Befunde in Papierform gehören somit der Vergangenheit an. Die erforderliche Untersuchung wird vom zuständigen Pflegepersonal über ein Computersystem im SAP- Programm bestellt.

Nach Hochfahren des Computers wird der Login-Bildschirm (Anmeldebildschirm) dargestellt, wo der Mitarbeiter nach der Eingabe der Anmeldedaten (Kennwort und Passwort) einen Zugriff auf seine Arbeitsfläche und die zuständige Abteilung bekommt.

Mit einem weiteren Mausklick auf die Anforderung kommt das Pflegepersonal an ein Fenster, wo nach der Auswahl des Reiters „Labor" eine Bestellung möglich ist. Man kann entweder das ganze Paket der Laboruntersuchungen oder Parameter gemäß der ärztlichen Anordnungen anfordern.

Im Rahmen der Kooperation von Krankenhäusern der Vinzenz-Gruppe werden Spezialuntersuchungen auch in andere Krankenhauslabors gesandt. Alle Krankenhäuser sind mit einheitlicher EDV vernetzt. Deshalb sind auch in diesem Fall keine Begleitscheine für das untersuchte Material notwendig. Die Ergebnisse werden wieder elektronisch zugesandt (Orthopädisches Spital Speising, 2010, f).

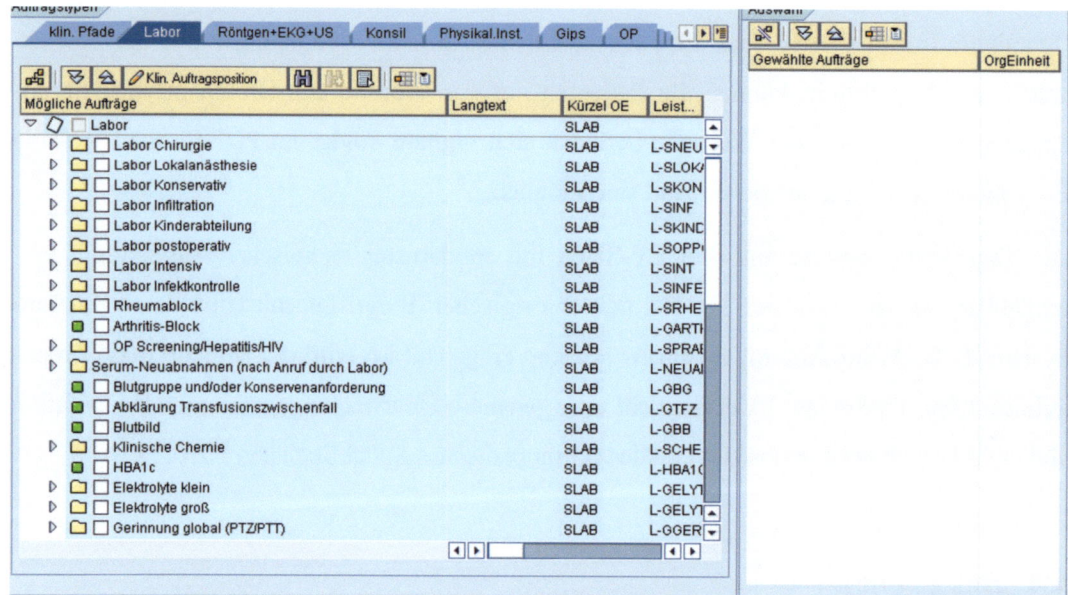

Abb. 4   Programm SAP (Fenster Labor)
bei der Bestellung gesamtes Packet Labor Untersuchung oder individuell
(Screenshot Programm SAP, Orthopädisches Spital Speising, 2010)

4.5 Das Röntgen

Das Röntgen ist eine der grundlegendsten Untersuchungen in der Beurteilung der orthopädischen Diagnostik (Anhang G). Das Röntgenpersonal versorgt die orthopädischen Ambulanzen, die operative Vorbereitung, diverse Spezialambulanzen sowie 6 Abteilungen mit insgesamt 280 Betten mit den notwendigen Röntgenbildern. Auch im OP-Bereich und in der Tagesklinik unterstützt es das Chirurgenteam bei großen und kleineren Eingriffen mit speziellen Durchleuchtungsgeräten.

Auf elektronischem Weg bestellt das Pflegepersonal eine Röntgenuntersuchung laut ärztlicher Anordnung zu einem bestimmten Termin, um die Wartezeit zu minimieren. Bei dem Reiter „Röntgen" befinden sich auch die Reiter „EKG" und „Ultraschall".

Die Bestellung einer Reihenfolge von Röntgenuntersuchungen wird durch das SAP-Programm durchgeführt, abschließend werden die Befunde wieder elektronisch zugesandt. Die erforderliche Untersuchung realisiert das Pflege- und Ärztepersonal durch Anforderungen ähnlich wie bei den Laboruntersuchungen. Bei der gleichen Vorgehensweise nach der Eingabe in den Reiter Röntgen +EKG + US ist die Bestellung einer ganzen Reihe von Röntgenuntersuchungen möglich. Man kann die Untersuchungen gesamt oder individuell anhand der ärztlichen Anordnungen bestellen. Es ist wichtig, den Terminplan so zu führen, dass er sich mit die anderen Untersuchungen oder Therapien des Patienten nicht überschneidet.

Nach der Bestellung des Röntgentermins informiert das Pflegepersonal den Patienten, wann und wo er zur Röntgenuntersuchung erscheinen soll. Fallweise vereinbart das Pflegepersonal wieder auf elektronischem Weg einen Patientenbegleitdienst mit Hilfe des SAP-Programms und GPS-Systems.

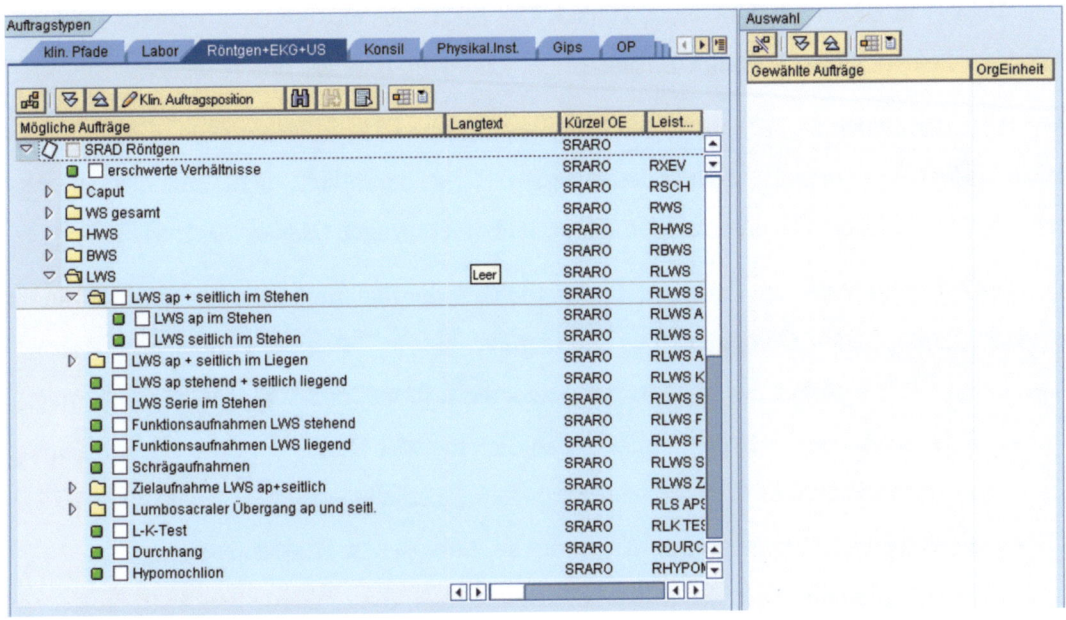

Abb. 5 Programm SAP (Fenster Röntgen)
bei der Bestellung gesamtes Packet Röntgen Untersuchung oder individuell
(Screenshot Programm SAP, Orthopädisches Spital Speising, 2010)

Das Orthopädische Spital Speising verfügt seit September 2008 über ein digitales Bildarchivierungssystem (PACS). Im PACS System können digitale Bilder (Röntgen, CT und MR-Bilder) in hoher Qualität gespeichert und in Sekundenschnelle über das Netzwerk an beliebige Befundstellen übermittelt werden. Dadurch wird ein zeitgleicher Zugriff durch mehrere Nutzer auf dasselbe Bild möglich. Das Bild kann zusätzlich an den jeweiligen Nutzer flexibel und rasch angepasst werden.

Mitgebrachte Röntgenbilder können sowohl mittels Röntgenfilmscanner als auch in CD-Form in das Bildarchivierungssystem (PACS) eingespielt werden. Kopien in Form von Röntgenfilmen oder CDs sind gegen Kostenersatz möglich.

Auch die zeitaufwendige Röntgenfilmsuche gehört somit der Vergangenheit an (Orthopädisches Spital Speising, 2010, g).

4.6 Die Magnetresonanz

Die Magnetresonanztomographie (Anhang H) ist eine moderne Art der Bildgebung, basierend auf dem Prinzip des intensiven Magnetismus (elektromagnetische Radiowellen und magnetische Felder) in einem geschlossenen Tunnel. Die MRT gibt uns ein detaillierteres Bild von Muskeln, Sehnen, Flüssigkeiten, Gelenkkapseln, Knorpeln, Bändern und Knochen.

Mit Hilfe der modernen Technik bilden Magnetresonanzwellen Informationen, die auf einem leistungsstarken Computer digitalisiert werden. Dies ermöglicht dem Radiologen, verschiedenste Ansichten des untersuchten Körperteiles zu erzeugen (Bader, 2011, a).

Das MRT Institut bietet den Patienten die Möglichkeit der Sichtung der MR-Bilder auf ihrem eigenen Laptop oder Computer. Die Bedingung hierfür ist eine vorhandene Internet-Verbindung. Die Webseite des Instituts beschreibt die Informations- und Qualitätssicherung:

- sofort nach der Untersuchung ist es möglich die MR-Bilder auf dem eigenen Laptop oder Computer ohne Wartezeit per Mausklick zu erhalten
- die volle digitale Qualität des MR Befundes, unbegrenzte Bildverarbeitung
- der Transfer entspricht den Sicherheitsvorschriften; dieser wurde langfristig in Kooperation mit der Firma Siemens getestet
- der Transfer der MR-Bilder und das Programm zum Öffnen der Bilder sind kostenlos (Bader, 2011, b)

4.7 Das Labor für Gang- und Bewegungsanalyse

Seit Herbst 1995 existiert am Orthopädischen Spital Speising das Labor für Gang- und Bewegungsanalyse (Anhang I). Dort werden mittels modernster Untersuchungsmethoden und IKT komplexe Gang- und Bewegungsstörungen untersucht. Die Laborausstattung ermöglicht eine komplette Gang- und Bewegungsanalyse.

Dabei werden die Gelenksbewegungen in allen drei Bewegungsebenen (Hüfte, Knie und Sprunggelenk) erfasst. Neben der Beschreibung dieser Gelenkswinkel können mit Hilfe von Messplatten, die in den Boden des Untersuchungsraumes eingelassen sind, Aussagen über Kräfte gemacht werden, die an den Gelenken der unteren Extremität (Sprunggelenk, Kniegelenk, Hüftgelenk) beim Gehen wirksam sind.

Um die Aktivität der tiefer liegenden Muskeln zu erfassen, wird das EMG verwendet, wobei zwei sehr dünne Drahtelektroden in den Muskel eingebracht werden. Mit diesen Elektroden ist es dann möglich, auch bei dynamischen Bewegungen die Aktivität der tiefer liegenden Muskulatur zu messen.

Auf der Grundlage der Elektromyographie wird mit einem Computer- und Kamerasystem der Gang oder die Bewegung mitgefilmt, ausgewertet und später analysiert. Es besteht eine gewisse Ähnlichkeit zu einer EKG-Aufzeichnung. Abschließend wird in einem Computer die Bewegungsanimation abgebildet.

Die Gang- und Bewegungsanalyse bestimmt die mögliche operative oder konservative Heilungsmethode (Orthopädisches Spital Speising, 2010, h).

4.8 Public Relation

Public Relation informiert über die Krankenhauswebseite (www.oss.at) und über das Intranet zu aktuellen Themen, die das Orthopädisches Spital Speising betreffen, bzw. vermittelt die Termine der möglichen Interviewpartner (Orthopädisches Spital Speising, 2010, i).

Das Intranet ist ein intern in sich geschlossenes Netzwerk, wobei ein Zugriff von außen nicht erlaubt ist und der Zugang nur den Personen aus dem inneren Kreis Orthopädischem Spital Speising und Krankenhäusern Vinzenz-Gruppe vorbehalten bleibt. Es dient seinen Benutzern als Informationsplattform. Wichtige Ankündigungen über Konferenzen, Seminare, Workshops, Veranstaltungen und Warnungen, aber auch interessante Informationen über neue

Trends und Forschungen werden hier an die Clients weitergegeben und können von jedem vernetzten Platz abgerufen werden.

Im Intranet befindet sich eine breite Palette an aktuellen Daten (Ärzte-Dienste, Liste der Konsiliarärzte, Ärzte-Dienste der Stoßwellen-Therapie etc.), schnelle Services (internes Telefonbuch, Dolmetscher-Liste, Informationen für und über neue Mitarbeiter, Transport-Dienste etc.) und weitere Daten-Archive, wie zum Beispiel Richtlinien und Standards. Diese können von Ärzten- und Pflegepersonal über die Suchfunktion gefunden werden, um sie zu studieren oder auszudrucken.

Die Webseite des Orthopädischen Spitals Wien-Speising steht der breiten Öffentlichkeit zur Verfügung und wird von Herrn Dr. Saffarnia (2011), den Leiter der Presseabteilung zumindest einmal pro Woche gewartet. Regelmäßig werden die Kontaktdaten der Ärzte, Veranstaltungs-Termine, News und viele andere aktualisiert. 1-2 mal pro Monat werden auch die sogenannten „Headline News" aktualisiert, welche sich auf der Homepage der Webseite befinden. Die gesamte Webseite-Struktur wurde zuletzt im September 2010 erneuert (Saffarnia, 2011).

4.9 „Patientenbegleitdienst"

Der Patientenbegleitdienst ist ein Dienst für Patiententransporte innerhalb des Krankenhauskomplexes zu einem bestimmten Ziel, bspw. einer Untersuchung oder Behandlung. Im Orthopädischen Spital Speising wurde jeder Abteilung ein Mitarbeiter zugeteilt, welcher die Patienten begleitet und bei Bedarf auch „transportiert". Bewegungsunfähige Patienten können so zu unterschiedlichen Programmpunkten transportiert werden:

- Krankenhaus-interne Untersuchungen (Röntgen, MR, EKG etc.)
- Krankenhaus-externe Untersuchungen (durch Konsiliarärzte und Vertragspartner des Orthopädischen Spitals Speising)
- physikalische Therapien (Ergotherapie, Physiotherapie etc.) und
- operative Eingriffe

Einzelne Aufträge wurden mündlich oder telefonisch weitergegeben. Im Dezember 2010 wurde im Orthopädischen Spital Speising aber ein GPS-System eingeführt. GPS (Global Positioning System) dient der Navigation und Ortsbestimmung (Global Positioning System, 2011). Mit Hilfe einer Software- und Funkverbindung werden die Mitarbeiter des Patientenbegleitdienstes informiert und eingeteilt. Somit entfällt die fixe Zuteilung zu einzelnen Abteilungen des Orthopädischen Spitals Speising.

Das Pflegepersonal gibt die für den Transport relevanten Daten wie Name, Zimmer-Nummer, Abteilung, Transport-Ziel und Zeit-Angaben direkt in den Computer ein. Ein Handbuch dient der vereinfachten Eingabe der notwendigen Daten. Geplante Termine können auch einige Tage im Voraus eingegeben werden. Die Mitarbeiter des Patientenbegleitdienstes werden über vorzeitig eingegebene Termine rechtzeitig informiert. Der Mitarbeiter, der sich zu einem bestimmten Zeitpunkt am nächsten zum Patientenstandort befindet, und zeitlich am schnellsten mit dem aktuellen Patiententransport fertig wird, übernimmt den neu angefragten Patiententransport. Die Transportanfragen überschneiden sich dadurch nicht. Während eines laufenden Transportes wird der Mitarbeiter nicht wiederholt informiert. Für jeden Transport wird eine bestimmte Zeit berechnet.

Das GPS-Service für Patiententransporte erhöht die Qualität der Betreuung und vereinfacht die Übersicht über die Mitarbeiter, aber auch über Patientenbewegungen innerhalb des Krankenhauskomplexes.

5 Der Pflegeprozess und die elektronische Dokumentation

Der Einsatz der IKT befindet sich auf einem hohen Niveau und ist zu einem integralen Bestandteil aller Abteilungen geworden. Jede medizinische Abteilung ist nach dem jeweiligen Bedarf mit IKT-Geräten ausgestattet.

Ein Blick auf die Eingangsbereiche der stationären Abteilungen, wo sich die Rezeptionen befinden, zeigt bereits die umfangreiche Nutzung der IKT an. Die Elektronische Datenverarbeitung beschleunigt den Prozess der Aufnahme und Entlassung der Patienten. Alle Abteilungen verfügen über eine ausreichende Anzahl an Computern (Desktop-Clients), um den reibungslosen Arbeitsablauf und die Dokumentation des Pflegeprozesses zu gewährleisten. Das Pflegepersonal nützt ständig Laptops (Notebooks), die ein unverzichtbarer Bestandteil bei Visite und Pflegedokumentation für immobile Patienten sind.

Als Kernstück der IKT-Verwendung wird die Digitalisierung der einzelnen Schritte des Pflegeprozesses betrachtet.

Informations- und Kommunikationstechnologien als Bestandteil des Pflegeprozesses bieten:
- Unterstützung der Pflegenden in allen Schritten des Pflegeprozesses
- schnelle Dokumentation und rasche Informationsweitergabe
- schnelles Speichern und Abrufen von Patienteninformationen
- permanente Verfügbarkeit der aktuellsten Patienteninformationen
- gute Lesbarkeit der Patientendokumentation
- wirksame Unterstützung für das Pflegepersonal bei jedem Schritt des Pflegeprozesses
- Archivierung von Patientendaten (Stefan, et al., 2006)

Das Digitalisieren des gesamten Pflegeprozesses bietet eine qualitative Verbesserung der pflegerischen Leistungen. Die Dokumentation des Pflegeprozesses wird mit Hilfe der Pflegedatenbank realisiert. Jeder Mitarbeiter des Ärzte- und Pflegepersonal verfügt über eine elektronische Signatur, um die eigene Identität zu bestätigen und ist verantwortlich für die Umsetzung der Eintragungen in der Medizinische- und Pflegedatenbank.

5.1 Pflegedatenbank

Seit Mitte der 90er Jahre wurde die Pflegedatenbank allmählich als System in die Pflege eingeführt. Sie soll die Dokumentation und Planung der Pflege vereinfachen. Mit der allmählichen Softwareentwicklung und neuen Erfahrungen in der praxisbezogenen Krankenpflege wurde das System schrittweise verbessert. Die Mitarbeiter des Pflegedienstes werden durch die Pflegedatenbank bei der Planung und der Dokumentation aller pflegerischen Tätigkeiten im Sinne des Pflegeprozesses begleitet. Zurzeit beinhaltet die Pflegedatenbank vordefinierte Texte (Pflegebausteintexte, Textbausteine...), die den Pflegedienst bei der Formulierung der Dokumentation von pflegerischen Tätigkeiten unterstützen.

Die vordefinierten Texte garantieren eine einheitliche Terminologie und lassen dennoch ausreichend Freiraum, um auf die individuellen Bedürfnisse der Patienten einzugehen. Das Programm der Pflegedatenbank verfügt über eine flexible Datenbank-Struktur und ermöglicht so die Planung und Dokumentation nach der jeweils im Krankenhaus etablierten Pflegephilosophie, des jeweils integrierten Pflegemodells (Gordon, Orem, usw.) und des jeweiligen Klassifikationssystems (NANDA, POP). Sowohl für die Anpassung der Inhalte an hausspezifische Gegebenheiten als auch für den Wechsel zu einer anderen Pflegephilosophie bzw. Klassifikation bestehen im Programm keinerlei Hindernisse (Stefan et al., 2006).

Im Orthopädischen Spital Speising ist die Pflegedatenbank-Struktur nach dem Konzeptionsmodell von Elisabeth Dorothea Orem und dem Klassifikationssystem NANDA eingestellt. In Zukunft wird die Struktur entsprechend des Klassifikationssystems POP geändert (Orthopädisches Spital Speising, 2010, j). POP ist eine Klassifikation, die in Österreich im Laufe der Jahre zu einer umfassenden Pflegephilosophie „aus der Praxis für die Praxis" geworden ist (Stefan et al., 2009).

Die Pflegedatenbank enthält Elemente, die einen Überblick über die Abteilungen gewähren. Hier zu finden sind: eine Stationsübersicht, Identifikationsdaten der Patienten, Voranamnese von etwaigen vorherigen Aufenthalten der Patienten, aktuelle Anamnese, Diagnose, Pflegeplanung, Dokumentation der Durchführung, Evaluation, Entlassungspflegebericht, Wundmanagement, Nortonskala, Sturzrisikoprotokoll, Lagerung sowie Funktionen, die es ermöglichen, eines der Dokumente auszudrucken und weitere für Änderungen der elektronischen Benutzersignatur.

Die Pflegedatenbank beinhaltet auch die Kategorisierung der Pflegeinterventionen, die anhand der Pflegedokumentation durchgeführt werden.

5.2 Stationsübersicht

Die elektronische Stationsübersicht der gesamten Abteilung (Anhang J) auf einem Computer-Bildschirm (Client) ermöglicht einen schnellen Zugriff auf benötigte Informationen und spart Zeit. Ein Blick auf die Stationsübersicht mit Hilfe der grafischen Darstellung informiert über die Durchführung der Dokumentation des Pflegeprozesses.

Die grafische Darstellung signalisiert die Dokumentation der Pflegemaßnahmen wie:
- Pflegeanamnese
- Pflegeplanung
- Bestätigung der Durchführung aller pflegerischen Leistungen
- offene pflegerische Tätigkeiten
- aktuelle Einträge im Pflegebericht
- Sturzrisikoprotokoll
- Dokumentation des Wundmanagements
- Entlassungspflegebericht (Stefan et al., 2006)

5.3 Pflegeanamnese

Das Pflegeassessment (Informationssammlung) ist der erste Schritt des gesamten Pflegeprozesses. Zu den Komponenten der Datenerhebung gehören: Beobachtung, Pflegeassessment, physikalische Untersuchung und vorherige Dokumentation. Das Pflegeassessment ist als ein interaktiver Prozess zu verstehen, bei dem Informationen zwischen dem Patienten und der Pflegekraft ausgetauscht werden. Es besteht aus dem ersten Kontakt, dem Erstgespräch und der Pflegeanamnese (Stefan et al., 2006).

Die Pflegeanamnese ist eine systematische Methode zur Sammlung der wichtigsten Patienteninformationen zur Identifikation der Probleme für Pflegemaßnahmen. Wenn es der Zustand des Patienten erlaubt, erfolgt ein strukturiertes Gespräch. Die Pflegeanamnese ist ein Teil des Pflegeprozesses und dient als Grundlage zur Erstellung von Pflegediagnosen (Stefan, Allmer, Eberl, 2003, S. 17). Ein strukturiertes Gespräch wird im Krankenhaus mittels eines elektronischen Fragebogens nach dem konzeptionellen Modell und der Spezialisierung zusammengestellt.

Für die Erfassung der Anamnese steht ein Frage-Antwort Katalog zur Verfügung. Das Katalog-Programm ist flexibel und kann jederzeit mit Hilfe der IT individuell angepasst werden. Die farbliche Unterscheidung von Fragen im Anamnese-Programm lenkt die Aufmerksamkeit der Pflegekraft auf die Pflichtfragen. Die grüne Kodierung („grüne Häkchen") visualisiert die zu beantwortende Frage. Wenn nicht auf die rot gekennzeichneten Fragen geantwortet wird, erscheint am Ende ein Fenster, das auf die nicht realisierten Schritte hinweist. Somit müssen alle relevanten Informationen eingetragen werden, es besteht keine Gefahr, etwas zu vergessen.

Ein Programm-Katalog bietet folgende Vorteile:

- Ausformulierte Fragestellungen und eine Vorauswahl an möglichen Antworten unterstützen das Pflegepersonal bei der Führung des Anamnesegesprächs und sparen Zeit
- Anamnese-Antworten sind mit entsprechenden Pflegediagnosen verknüpft; das Programm übernimmt im Rahmen der Anamneseerfassung sofort die hinterlegte Pflegediagnose als Vorschlag in den Pflegeplan
- Anamnesen aus Voraufenthalten können in den aktuellen Aufenthalt übernommen und entsprechend angepasst werden
- Farbauflösung und Warnungen (Stefan et al., 2006)

Die Pflegeanamnese im Orthopädischen Spital Speising in elektronischer Form wird anhand des Modells von Elisabeth Dorothea Orem erfasst (Orthopädisches Spital Speising, 2010, j). Orem definiert die Theorie des Selbstdefizits. Das Pflegepersonal identifiziert aktuelle und potenzielle Defizite der Selbstpflege, löst die festgestellten Defizite nach ihrem Inhalt und Umfang und wählt mit Hilfe der Pflege-Systeme und der fünf Möglichkeiten der Patientenhilfe eine angemessene Pflege (Pavlíková, 2007).

Die Pflegeanamnese beinhaltet Bereiche wie:

- Einführung – Informationen über Identifikationsdaten, Wohnsituation, Wertsachen, Warnungen, Allergien, Medikamente, Hilfsmittel, usw.
- Atmung
- Ernährung/ Flüssigkeitshaushalt
- Ausscheidung
- Aktivität und Ruhe
- Abwendung von Gefahren
- soziale Interaktion
- Integrität der Person
- Spiritualität
- Beobachtungen während der Anamnese

Nach dem Anamnese-Gespräch, der Bearbeitung der Pflegeanamnese und der Bestätigung einer elektronischen Signatur wird die fertige Pflegeanamnese in der Pflegedatenbank gespeichert. Mögliche Ergänzungen und Änderungen werden im Pflegebericht durchgeführt. Einige Fragen der medizinischen Anamnese und der Pflegeanamnese sind identisch.

Die Dokumentation der Pflegeanamnese sowie die Dokumentation der weiteren Elemente des Pflegeprozesses sind im Gesundheits- und Krankenpflegegesetz § 5 Pflegedokumentation geregelt (Weiss-Fassbinder, Lust, 2006).

Im Orthopädischen Spital Speising wird die Pflegedokumentation in elektronischer Form durchgeführt. Diese Form der Pflegedokumentation stellt eine schnelle und effektive Nutzung der IKT im Bereich der Pflege dar.

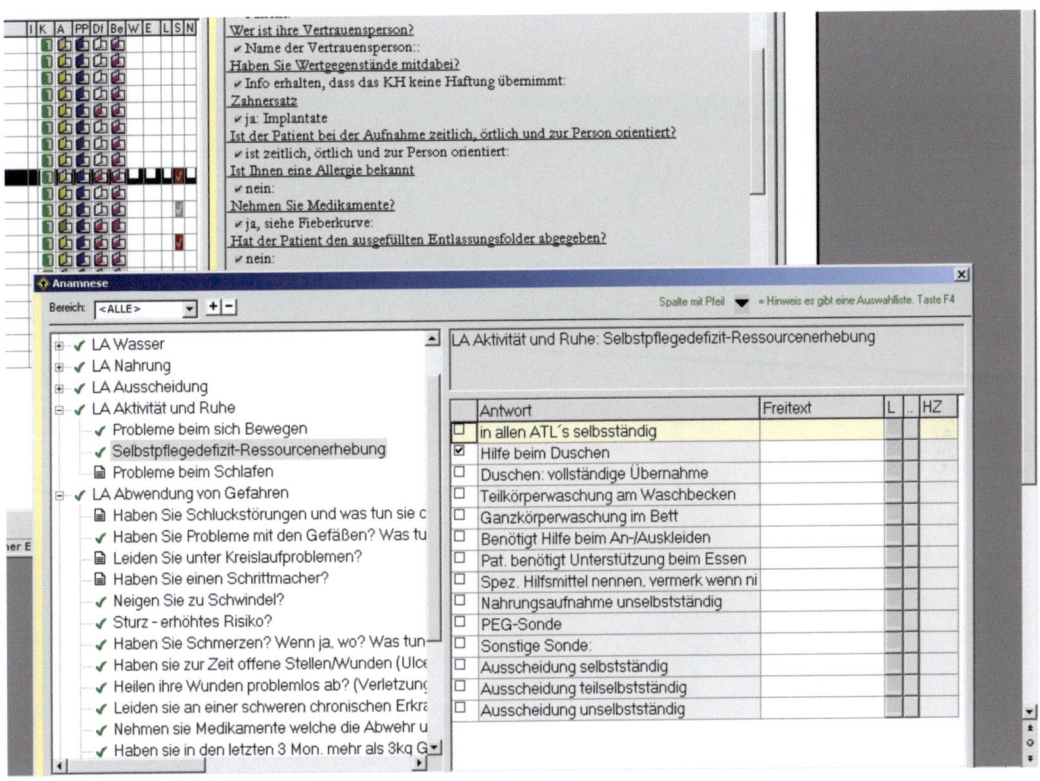

Abb. 6   Pflegedatenbank – Pflegeanamnese, Katalog Frage-Antwort
(Screenshot Pflegedatenbank, Orthopädisches Spital Speising, 2010)

5.4 Pflegediagnostik

Die Pflegediagnostik ist der zweite Schritt des Pflegeprozesses. Die Formulierung einer Pflegediagnose wird durch Computerprogramme erleichtert: nach Abnahme der Pflegeanamnese teilt der Computer den aktuellen Problemen des Patienten die möglichen Pflegediagnosen zu. Die Aufgabe des Pflegepersonals besteht in der Auswahl und Bestätigung einer Diagnose für den Patienten (Stefan et al., 2006).

Potentielle Diagnosen werden individuell anhand des Zustands des Patienten geplant. Das Computerprogramm bietet ein Gesamtpaket an Pflegediagnosen nach der NANDA- Taxonomie. Österreich hat im Laufe der Zeit ein eigenes Klassifikationssystem „POP – Praxis Orientierte Pflegediagnostik" etabliert (Stefan et al., 2009). Das Klassifikationssystem POP soll schrittweise in die Pflegedatenbank eingeführt werden.

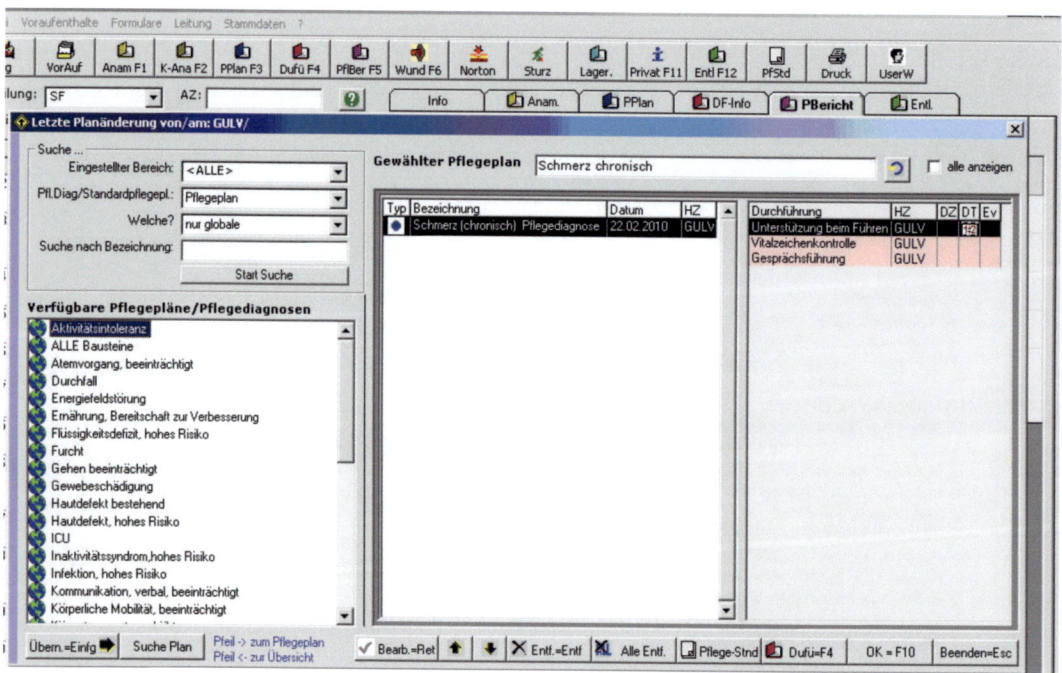

Abb. 7   Pflegedatenbank – Pflegediagnose, nach der Selektierung
der aktuellen Probleme des Patienten aus der Pflegeanamnese
(Screenshot Pflegedatenbank, Orthopädisches Spital Speising, 2010)

Bei der Festlegung von passenden Pflegediagnosen im Rahmen des Zeitmanagements ermöglicht das System einen schnellen Blick auf eine mögliche Diagnose mit geeigneter Definition von Diagnose, Ätiologie, Symptomen und Risikofaktoren.

Für die weitere Bearbeitung und Bestätigung der Diagnose ist es notwendig, den Titel der Diagnose, Ätiologie, Risikofaktoren und Symptome zu markieren (abzuhacken). Das Computerprogramm bietet Textbausteine und eine flexible Aufnahme des Textes, die vom Pflegepersonal nach sachverständigem Urteil benützt werden kann. Nach dem Einsetzen der adäquaten Diagnose wählt das System zur Diagnose automatisch das aktuelle Datum und die elektronische Signatur der angemeldeten Pflegekraft aus (Stefan et al., 2006).

5.5 Pflegeplanung

Die Pflegeplanung ist der dritte Schritt des Pflegeprozesses. Sie umfasst die Erstellung der Diagnoseprioritäten, Zielformulierung und Planung der Pflegemaßnahmen. In Österreich unterscheidet man theoretisch zwei Planungselemente, nämlich Ziele und Maßnahmen (Stefan et al., 2006).

In der österreichischen Fachliteratur wurde in der Vergangenheit der Pflegeprozess in fünf Schritten gegliedert: Assessment, Diagnose, Planung, Durchführung und Evaluation (Ebensteiner et al., 2002). Heute wird der Pflegeprozess in Österreich meistens in sechs Elemente gegliedert: Assessment, Diagnose, Ziele, Maßnahmen, Durchführung und Evaluation (Stefan et al., 2006). Der Pflegeprozess besteht entweder aus fünf Schritten oder aus sechs Elementen. Der Schritt „Planung" beinhaltet zwei Elemente: Ziele und Maßnahmen.

Die Ziele spielen eine wichtige Rolle und stellen ein eigenständiges Element des Pflegeprozesses dar. Die Struktur eines Zieles enthält eine Tätigkeit, die messbaren Kriterien, Bedingungen und eine Zeitangabe.

Im Computerprogramm sind für jede Pflegediagnose mehrere Ziele vorprogrammiert. Das diplomierte Pflegepersonal wählt auf der Grundlage seiner Kenntnisse und Erfahrungen ein erreichbares, positives Ziel für den Patienten aus der Pflegedatenbank, bzw. kann das Pflegepersonal abhängig von den Bedürfnissen des Patienten ein individuelles Ziel formulieren. Neben dem Ziel befinden sich mehrere Fenster; hier soll auch das geplante Datum der Zielevaluierung festgehalten worden. Mittels Farbauflösung (blaue Farbe) weist uns das Programm auf den geplanten Termin der Zielevaluation.

Auch Pflegeinterventionen sind hier vorprogrammiert. Das Computerprogramm schlägt mit Hilfe einer Standardhilfeliste mehrere Varianten von Pflegeinterventionen vor. Zur weiteren Verarbeitung muss das diplomierte Pflegepersonal die geplanten Pflegeinterventionen zur jeweiligen Pflegediagnose auswählen und diese in der Folge auch bestätigen. Das Programm fügt automatisch eine elektronische Signatur und das Datum des angemeldeten Benutzers hinzu (Stefan et al., 2006).

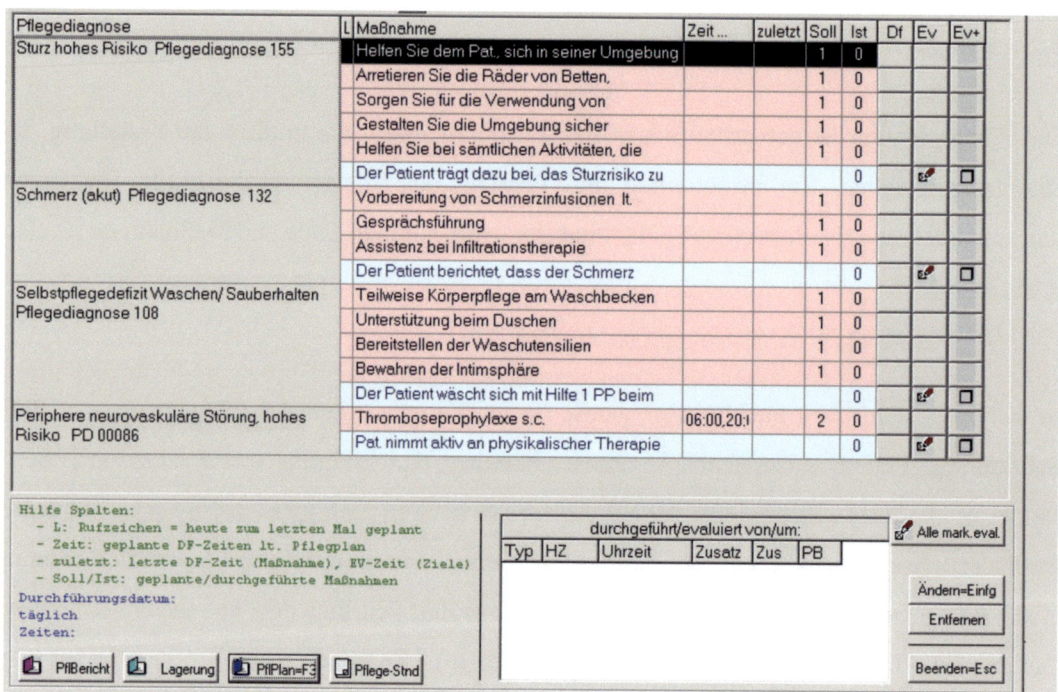

Abb. 8   Pflegedatenbank – Planung der Ziele und Pflegeinterventionen
(Screenshot Pflegedatenbank, Orthopädisches Spital Speising, 2011)

5.6 Durchführung

Im weiteren Schritt des Pflegeprozesses wird der Pflegeplan in die Praxis umgesetzt. Die geplanten Pflegemaßnahmen werden durchgeführt und die Reaktionen des Patienten darauf beobachtet und dokumentiert. Die Beobachtungen sind neben den Aussagen des Patienten Grundlagen für die Entscheidung über das Weiterführen, Modifizieren oder Abbrechen von geplanten Pflegemaßnahmen. Jede Änderung wird in einem elektronischen Pflegebericht dokumentiert (Stefan et al., 2006).

Die Bestätigung der Durchführung von Pflegemaßnahmen wird nach der Anmeldung des Benutzers mit Hilfe eines Anklickens durchgeführt. Die Durchführung wird mittels Anklickens der einzelnen Pflegeinterventionen in der Pflegedatenbank bestätigt. Das Programm setzt beim Anklicken der durchgeführten Pflegeintervention automatisch Datum, Uhrzeit und Signatur der verantwortlichen Person ein.

Eine übersichtliche Kontrolle der durchgeführten Pflegeinterventionen wird mit Hilfe einer Farbablösung durchgeführt. Die grüne Farbe erinnert an die Dokumentation der durchgeführten Pflegeinterventionen, die rote Farbe signalisiert die noch nicht durchgeführten Pflegemaßnahmen (Stefan et al., 2006).

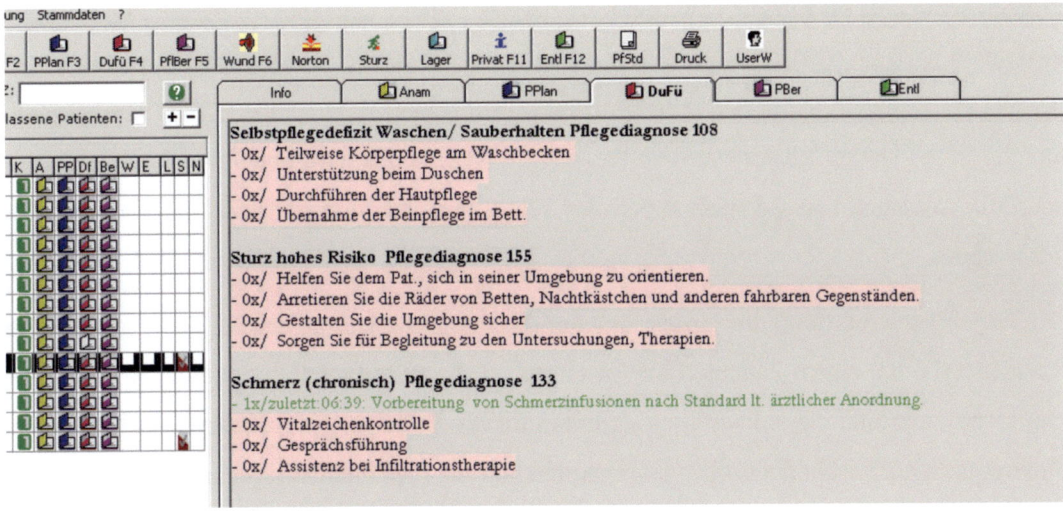

Abb. 9   Pflegedatenbank – Durchführung
Farbauflösung der nicht durchgeführten Interventionen
(Screenshot Pflegedatenbank, Orthopädisches Spital Speising, 2011)

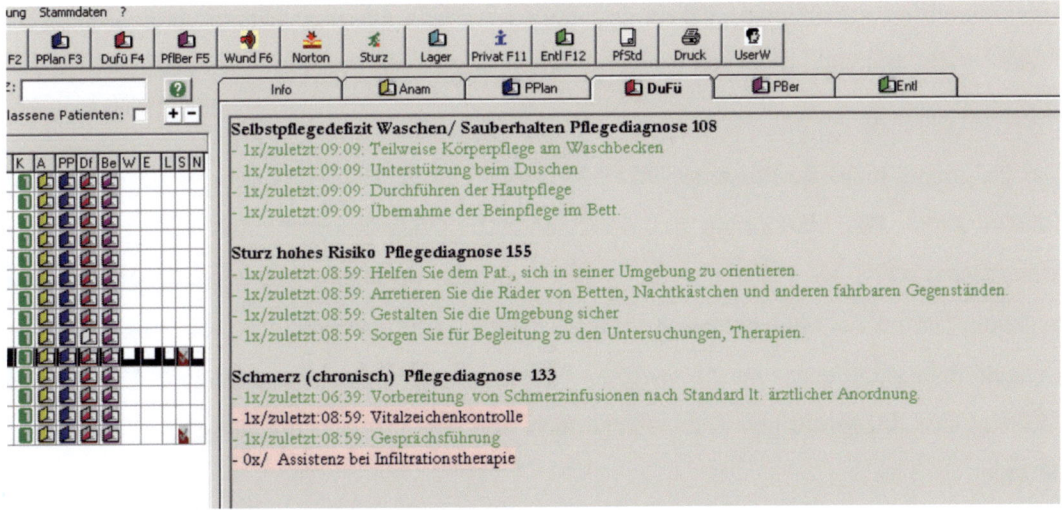

Abb. 10 Pflegedatenbank – Durchführung
Farbauflösung der durchgeführten Interventionen
(Screenshot Pflegedatenbank, Orthopädisches Spital Speising, 2011)

5.7 Evaluation

Die Evaluation ist der letzte Schritt des Pflegeprozesses. Hierbei handelt es sich einerseits um eine kontinuierliche Auswertung des gesamten Pflegeprozesses in allen Phasen, anderseits um eine abschließende Bewertung der geplanten Pflegeziele (Stefan et al., 2006).

Die Prozessevaluation ist eine systematische Bewertung und Beurteilung pflegerischen Handelns in den Phasen des gesamten Pflegeprozesses und konzentriert sich auf die Art und Weise der Durchführung. Sie verfolgt den Pflegeprozess von seinem Anfang in Form des Pflegeassessments bis hin zur Durchführung der geplanten Pflegeinterventionen. Die Prozessevaluation wird im elektronischen Pflegebericht mit dem dazugehörigen Datum, der Zeit und der elektronischen Signatur der verantwortlichen Pflegekraft dokumentiert. Hier werden nicht nur die individuellen Reaktionen des Patienten, seine Fähigkeiten und Fortschritte, sondern auch die Aussagen und Beobachtungen des Pflegepersonals und eventuell der Angehörigen ausgewertet.

Die Ergebnisevaluation konzentriert sich auf die Pflegeergebnisse, das heißt sie beurteilt die Resultate, die bei einem Patienten im Anschluss an die Pflegehandlung erreicht wurden. Die geplanten Ziele sind die vollwertigen Kriterien für die Bewertung der Ergebnisevaluation. Im elektronischen Pflegebericht wird dokumentiert, ob die geplanten Pflegeziele bei der Pflegediagnose in der vorher bestimmten Zeit erreicht werden konnten oder nicht. Die Angabe eines Grundes ist erforderlich. Die Evaluation umfasst alle geplanten Ziele. Die Aufzeichnungen der Ergebnisevaluation der Ziele werden in der Pflegedatenbank farblich differenziert. Die Farbauflösung ermöglicht eine transparente Übersicht und eine schnelle Orientierung im Pflegebericht und ermöglicht somit einen raschen Zugriff auf benötigte Informationen (Stefan et al., 2006).

Das Programm bietet im Pflegebericht eine Auswahl an Ergebnisevaluationen und grafischen Darstellungen. Bei Markierung der durchgeführten Pflegeinterventionen (mit Hilfe eines Mausklicks) weist das Programm automatisch auf die geplanten Zielevaluationen hin. Der geplante Termin der Zielevaluation wird in blauer Farbe dargestellt; durch Anklicken des Evaluationsfensters erscheint ein weiteres Fenster, in dem sich das gesamte ausformulierte Ziel mit den dazugehörigen Kurzevaluationen und den grafischen Symbolen (↑, ↓, >, ✓) befindet.

Grafische Zeichen definieren die Zielposition:

- Symbol ↑ – zeigt einen Trend zur Verbesserung an
- Symbol ↓ – zeigt einen Trend zur Verschlechterung an
- Symbol > – zeigt das Absetzen des Ziels, der Intervention oder der Diagnose an
- Symbol ✓ – zeigt die gleiche unveränderte, neutrale Position des Zieles an

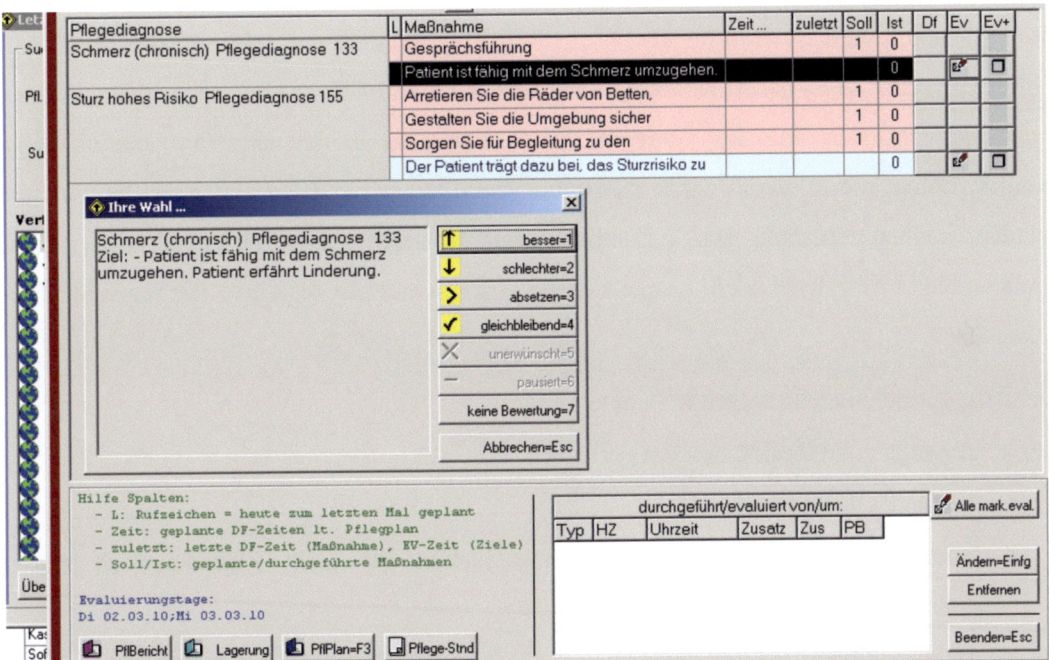

**Abb. 11 Pflegedatenbank – Ergebnisevaluation
die Farbauflösung ermöglicht transparente EDV**
(Screenshot Pflegedatenbank, Orthopädisches Spital Speising, 2010)

Das Pflegepersonal wählt aufgrund der Zielevaluation das passende Symbol, welches nach dem Mausklick als Grafik in den Pflegebericht übertragen wird. So können die Zielevaluationen auch grafisch unterschieden werden. Sie zeigen an, ob das Ziel erreicht, gleich geblieben, oder nicht erreicht wurde. In dem dafür vorgesehenen Fenster wird der Grund der Evaluation dokumentiert. Nach der Ergebnisevaluation sollten gleich weitere Termine zur Zielbeurteilung eingeplant werden (Stefan et al., 2006).

5.8 Pflegebericht

Der Pflegebericht ist ein elektronisches Tagebuch, das der kontinuierlichen Informationssammlung dient. Die Informationen aus einem Pflegebericht bilden die Grundlage der Überprüfung der Pflegequalität, Auswertung des Heilungsprozesses, Kontrolle der weiterführenden Pflege sowie der Planung weiterer Pflegeinterventionen. Der Pflegebericht dient als Dokument zum Nachweis der durchgeführten kontinuierlichen Pflege und der Beobachtung des Patienten. Somit ist der Pflegebericht rechtlich verbindlich und relevant. Die Computer-Software wurde zum permanenten Datenschutz programmiert, sodass die durchgeführten Pflegeinterventionen und die verantwortlichen Personen im Nachhinein nachvollziehbar bleiben. Daten, die in den Pflegebericht eingegeben und in der Pflegedatenbank gespeichert werden, können innerhalb von 2 Stunden geändert werden. Eine Datenänderung nach 2 Stunden bleibt im Pflegebericht gespeichert und ist von anderen regulären Einträgen sichtlich erkennbar.

Der Pflegebericht enthält folgende Punkte:
- Aussagen und Reaktionen des Patienten
- Aussagen der Angehörigen
- wichtige Informationen aus den Gesprächen mit dem Patienten und seinen Angehörigen
- Beobachtungen des Pflegepersonals
- durchgeführte Pflegeinterventionen
- Berichte oder Ankündigungen im Hinblick auf den Patienten
- Berichte oder Ankündigungen im Hinblick auf die Angehörigen
- Nicht vorhersehbare Ereignisse (Kollaps, Erbrechen, etc.)
- Datum und genaue Uhrzeit
- Signatur
- Evaluation der Ziele
- Evaluation der Pflegeintervention
- Begründung für das Absetzen der Pflegediagnose

In dem elektronischen Pflegebericht werden die Aussagen des Patienten und seiner Angehörigen sowie Beobachtungen des Pflegepersonals und weitere wichtige Informationen kontinuierlich dokumentiert. Während eines Tages soll zumindest ein Eintrag im Bericht durchgeführt werden. Im Pflegebericht beschreibt man auch das Patientenverhalten bei der

Durchführung der geplanten Pflegeinterventionen. In diesem Fall kann man mit dem Titel der Diagnose beginnen, auf welche sich die Reaktionen des Patienten beziehen (Stefan, et al., 2006).

Der Pflegebericht in der elektronischen Form ist zur schnellen und transparenten Informationsgewinnung über den Patienten farblich differenziert. Die Aufzeichnungen der Tag- und Nachtdienste variieren nach Datum, Zeiteinheit und elektronischer Signatur in Rosa und Blau. Die Zielevaluationen werden außer dem Hervorheben in brauner Farbe auch durch grafische Symbole unterschieden. Durch das Symbol wird visualisiert, ob das Ziel erreicht, gleich geblieben oder nicht erreicht wurde.

Wichtige Hinweise werden im Pflegebericht rot hervorgehoben. Die Aufzeichnungen, welche in Zusammenhang mit den Pflegeinterventionen und der Diagnose Diabetes mellitus stehen, sind in gelber Farbe gehalten. Das Pflegepersonal kann bei der Benutzung der elektronischen Dokumentation die automatisch gewählte Farbdifferenz ändern und in Relation zu den eingegeben Daten einstellen (Stefan, et al., 2006).

Die folgende Abbildung zeigt einen Screenshot aus dem Pflegebericht. Die Farbdifferenz ermöglicht es, die transparenten Informationen des Patienten zu unterscheiden. Die personen- und zeitbezogenen Daten wurden aufgrund des Datenschutzes entfernt. Aus demselben Grund wurde die ursprüngliche Signatur durch die Signatur der Autorin ersetzt.

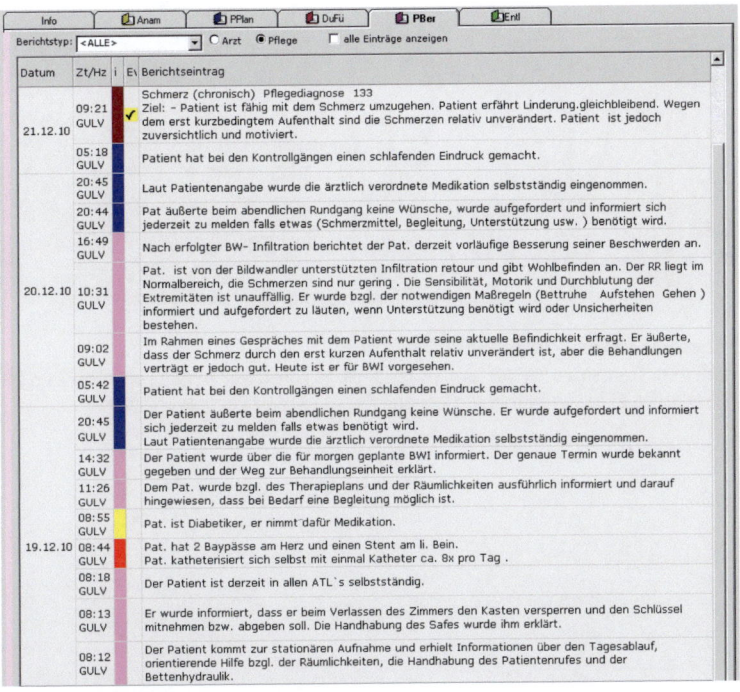

Abb. 12 Pflegedatenbank – Pflegebericht
(Screenshot Pflegedatenbank, Orthopädisches Spital Speising, 2010)

5.9 Wundmanagement

Die Pflegedokumentation verfügt über eine integrierte elektronische Dokumentation von Wunden. Das Dokumentationssystem besteht aus einer grafischen Markierung des menschlichen Körpers, die dann auch schriftlich festgehalten werden. Ein Frage-Antwort-Katalog hilft bei der detaillierten Beschreibung der Wunden. Der Verband und Verbandwechsel werden mit Uhrzeit und elektronischen Signatur im Pflegebericht in Form eines Textes dokumentiert (Schär, Laux, 2003).

Zur Dokumentation gehört auch die Projektdokumentation der Wunden. Das Foto ist mit einem Linear neben der Wunde angeführt und wird ins Wundmanagementsystem integriert. Der visuelle Vergleich des letzten Wundstatus informiert somit über die erfolgreichen therapeutischen Verfahren (Schär, Laux, 2003).

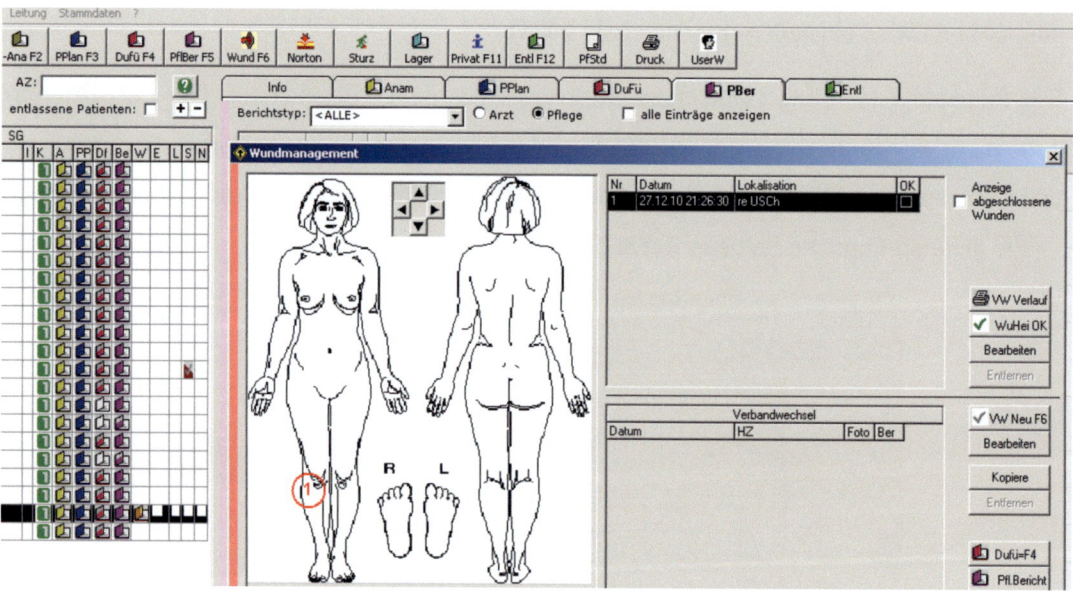

Abb. 13 Pflegedatenbank – Wundmanagement
grafische Dokumentation der markierte Wunde auf dem menschlichen Körper
(Screenshot Pflegedatenbank, Orthopädisches Spital Speising, 2010)

5.10 Sturzrisikoprotokoll

Das diplomierte Pflegepersonal kann im Rahmen des Anamnesegesprächs bei der Abwendung von Gefahren das potenzielle Sturzrisiko identifizieren. Mittels einer Skala wird die Pflegediagnose - Sturz, hohes Risiko und weitere Pflegemaßnahmen festgesetzt. In der Pflegedatenbank können verschiedene Hilfsinstrumente (Katalog, Skala, Sturzprotokoll etc.) gespeichert werden, die als Zuordnungsschüssel dienen. Für die Erfassung der Hilfsinstrumente steht ein Frage-Antwort-Katalog zur Verfügung. Das Programm ist flexibel und kann jederzeit mit Hilfe der IT individuell angepasst werden (Stefan, et al., 2006).

Die Sturzskala oder das Protokoll beinhaltet Bereiche wie:
- Mobilitätseinschränkung
- veränderte Ausscheidung
- Augenerkrankung
- beeinflussende Erkrankung
- mentaler Status und
- Beinmuskulatur

Das Computerprogramm selektiert anhand der Antworten automatisch den entsprechenden Grad des Sturzrisikos. Der Punktwert für das Sturzrisiko gestaltet die ordnungsgemäße Planung der Pflegeinterventionen. Das Sturzprotokoll wird in der Stationsübersicht archiviert, die auch eine visuelle Überprüfung der Anlegung des Sturzprotokolls ermöglicht.

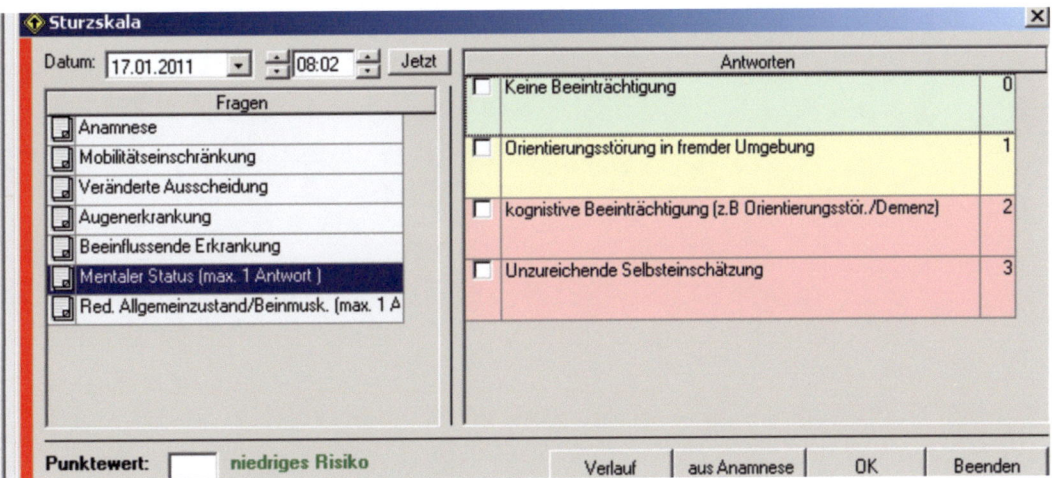

Abb. 14 Pflegedatenbank – Sturzskala
Katalog Frage -Antwort bei der Markierung
(Screenshot Pflegedatenbank, Orthopädisches Spital Speising, 2011)

5.11 Entlassungsbericht

Die Entlassung des Patienten aus der Krankenhauspflege und die etwaige Verlegung in andere institutionelle Einrichtungen werden von dem Entlassungsbericht begleitet. Wie die Anamnese kann auch die Entlassung in Form eines Frage-Antwort-Kataloges dokumentiert werden. Vor der Entlassung des Patienten führt das Pflegepersonal ein strukturiertes Gespräch mit elektronischer Dokumentation durch. Die vorgefertigten Antworten (Bausteintext) werden mit der Maus markiert oder flexibel nach der Patientenindividualität zusammengestellt.

Die Entlassung des Patienten und das abschließende Informationsgespräch werden im elektronischen Pflegebericht dokumentiert und in grüner Farbe markiert.

Das Dokument des Entlassungsberichts wird am Tag der Entlassung ausgedruckt. Ein Exemplar bekommt der Patient, ein zweites Exemplar erhält im Falle einer Transferierung das Pflegepersonal der neuen Abteilung. Es ist eine Frage der Zeit, wann der Entlassungsbericht bei der Entlassung des Patienten auch auf elektronische Medien zum Beispiel die elektronische Patienten-Chipkarte (E-Card) gespeichert und übertragen wird (Stefan, et al., 2006).

6 Neue Trends in der IKT für die Patienten

Die Modernisierung der Gesundheitsausstattung und des Gesundheitswesens wird durch die intensive Entwicklung der IKT potenziert. Diese Entwicklung hebt auch die Qualität der Krankenpflege und der Patientenversorgung. Die Qualität wird mit Hilfe von Beobachtungen, Auswertungen und der Patientenzufriedenheit beurteilt. Basierend auf diesen Erkenntnissen werden im nächsten Abschnitt Trendprodukte für Patienten vorgestellt, die in vollem Umfang die IKT verwenden.

6.1 Patienten-Infoterminals (Flachbildschirme)

Um den Patienten einen angenehmen Aufenthalt im Orthopädischen Spital Speising zu gewährleisten, wurden in allen Patientenzimmern über den Betten Patienten-Infoterminals mit Touch-Screen-Monitoren installiert (Anhang K).

Das Multifunktionsgerät beinhaltet folgende Funktionen:

- Telefon
- Fernsehen
- Internet
- Radio
- Spiele und
- Informationsplattform

Die Stationsassistentin oder das Pflegepersonal informiert den Patienten bei der Aufnahme über die Verwendung des Bildschirms. Das Multifunktionsgerät wird mit einer Chipkarte aktiviert und der Patient erhält eine Broschüre mit den grundlegenden Funktionen des Bildschirmes. Einige Leistungen werden kostenlos zur Verfügung gestellt, andere (Telefon und Internet) sind kostenpflichtig. Die kostenpflichtigen Leistungen werden pro Tag von der Chipkarte des Patienten abgebucht. Wenn der Patient kein Interesse an kostenpflichtigen Leistungen hat, werden diese nicht auf dem Bildschirm aktiviert (Orthopädisches Spital Speising, 2010, k).

Das neue Trendprodukt der IKT im OSS ist seit drei Jahren in Gebrauch. Von Seiten der Patienten wurde das Patienten-Infoterminal (Touch-Screen-Monitor) sehr positiv aufgenommen. Durch das Infoterminal und Internet können die Patienten in Kontakt mit der Außenwelt bleiben. Ein weiterer Vorteil ist die Ablenkung von etwaigen Schmerzen und trüben

Gedanken. Auch von älteren Menschen (über 70 Jahre) werden die Infoterminals verwendet. Oftmals sind diese Patienten nach einer kurzen Schulung durch die Stationsassistentin oder das Pflegepersonal begeistert und empfinden das Infoterminal als Bereicherung.

6.2 Terminvereinbarung per Internet

Das Orthopädische Spital Speising bietet eine Reihe orthopädischer Spezialambulanzen an. Eine Terminvereinbarung zu den Öffnungszeiten ist notwendig, um die Wartezeit zu verkürzen und die Organisation von Fachärzten zu gewährleisten.

Eine bequeme Anmeldung für einen Ambulanztermin ist auch per Internet (mittels eines Online-Formulars) möglich. Dies verbessert die angebotene Servicequalität. Die Patienten erhalten nach Eingabe der persönlichen Daten ins Online-Formular (Anhang L) den gewünschten Ambulanztermin auf ihre E-Mail-Adresse zugeschickt (Orthopädisches Spital Speising, 2010, l).

6.3 Infostunde „Hüftprothese"

Um den Patienten die Vorbereitung auf die ersten Wochen nach der Hüftprothesen-Operation zu erleichtern, bietet das OSS einen Informationsnachmittag der Ergo- und Physiotherapie an. Aufgrund des Eingriffs kommt es zu vorübergehenden Einschränkungen der Beweglichkeit bezüglich der Alltagsaktivitäten (Körperpflege und Ankleiden). Die Informationsgruppe dient zur physischen aber auch psychischen Vorbereitung der Patienten und ihrer Familien auf die postoperative Situation nach der Hüftprothesen-Operation.

Die Webseite des Orthopädischen Spitals Speising bietet die Termine zur Infostunde-Hüftprothese (Anhang M) für Patienten und deren Angehörige noch vor der Hüftprothesen-Operation an (Orthopädisches Spital Speising, 2010, m).

6.4 Genesungswünsche für Patienten (Online-Formular)

Die Webseite des Orthopädischen Spitals Speising bietet ein weiteres Service, um den Aufenthalt der Patienten so angenehm wie möglich zu gestalten: Angehörige oder Bekannte können per Internet ein Telegramm „Genesungswünsche" senden und so eine baldige Besserung wünschen. Dieses Service mit Hilfe Online-Formular (Anhang N) bietet mehrere

Bildmotive zur Auswahl sowie ein Textfenster an. Seitens der Patienten werden die Genesungswünsche mit Freude angenommen (Orthopädisches Spital Speising, n).

6.5 Gesundheitstipps

Das Orthopädische Spital Speising bietet auf seiner Webseite in der Rubrik „Patientenservice" auch fachliche Tipps für einen gesunden Lebensstil (Anhang O). Zur Vorbeugung von Erkrankungen des Bewegungsapparats sind zurzeit folgende Informationen verfügbar:

- Sport-Tipps:
    - richtiges Radfahren
    - richtiges Laufen, Langlaufen
    - „Motion ist Lotion!"
- Seasons (jahreszeitabhängige Gesundheitstipps):
    - gesund durch den Winter
    - fit in den Frühling - Sporttipps
- Allgemeine Gesundheitstipps:
    - Trinktipps
    - langes Autofahren
    - die gesunde Schuljause
    - negativer Stress im Büro
    - Stöckelschuhe – gesund oder nicht?
    - Kreuzschmerzen richtig managen

In jedem Bereich sind aktuelle Informationen verfügbar. Die Gesundheitstipps werden von Fachleuten zusammengestellt und weiter auf die PR-Abteilung mit elektronischer Post gesendet. Die PR-Abteilung erneuert die Rubrik „Gesundheitstipps" auf der Webseite des Orthopädischen Spitals Speising stets nach den neuesten Erkenntnissen und Studien. (Orthpädisches Spital Speising, o).

7 Empirische Untersuchung

Im Rahmen der medizinischen und pflegerischen Interventionen bringt die Implementierung der IKT in der modernen Pflege eine bessere Qualität bei angebotenen Patientendienstleistungen mit. Neue Entwicklungen in der Pflegeinformatik mit stetiger Digitalisierung werden seitens des Ärzte- und Pflegepersonals positiv gewertet. Zur Effektivitätssteigerung der Computer-Programme verhilft ihr direkter Einsatz in der Praxis und ihre kontinuierliche Überprüfung und Verbesserung in den einzelnen Prozessschritten der Programme.

Basierend auf den praktischen Erfahrungen bei der IKT-Nutzung im Pflegeprozess wurden eine Problemstellung, Forschungsziele und -fragen sowie eine Forschungsmethode entworfen. Im empirischen Teil wurde auf das Problem der identischen Fragen in der medizinischen und pflegerischen Anamnese verwiesen. Weiters wurden die Bedürfnisse und Möglichkeiten einer Zusammenführung der medizinischen und pflegerischen Anamnese im Computer-Programm dargestellt.

Bei der Untersuchungsmethode wurde die **beschreibende – deskriptive Untersuchung** nach Fakrašová (2002) ausgewählt. In der Pflege konzentrieren sich die beschreibenden Forschungsstudien auf die Untersuchung der Einstellungen und Meinungen. Das Ziel der deskriptiven Pflegeforschungsstudien ist die Präsentation der gegenwärtigen Situation sowie der aktuellen Ziele und abschließend eines Lösungsvorschlages. Diese Art der empirischen Untersuchung wird durch eine Nicht-Überprüfung der Hypothesen gekennzeichnet. Statt der Hypothesen werden Teilziele oder Aufgaben und die Fragestellungen vorgegeben. Diese Studie wurde als ein Pilotprojekt im Orthopädischen Spital Speising realisiert.

7.1 Ausgangslage und Problemstellung

Problemstellung Nr. 1:

Die identischen Fragestellungen bei der medizinischen und pflegerischen Anamnese.

Die Entwicklung der IKT-Nutzung in Pflegeprozessen bringt Vorteile, aber auch Nachteile mit sich. Aufgrund der bisherigen persönlichen Erfahrungen und Betrachtungen seitens der Autorin kann festgehalten werden, dass bei Patienten bereits beim ersten Schritt des Pflegeprozesses (die Informationssammlung) eine gewisse Abneigung festzustellen ist. Im Pflegeassessment bei der Pflegeanamnese nehmen die Patienten eine negative Haltung gegenüber sich wiederholenden Fragen ein, die bereits in der vorherigen medizinischen Anamnese erfragt wurden. Die angegebene Realität belastet den Patienten sowie das Personal, nicht nur zeitlich, sondern auch psychisch.

Das Ärzte- und Pflegepersonal arbeitet bei der Patientenbetreuung sehr eng zusammen. Bei der anamnestischen Faktografie besteht ein individueller Zugang, abhängig von der medizinischen und pflegerischen Diagnose, welcher unterschiedliche Dimensionen prägt. Die identischen Fragestellungen der Anamnesen stellen ein ersichtliches Problem dar.

Bei Patienten mit geplanten Operationen stellt der Anästhesiologe bei seiner Anamnese oft zum dritten Mal dieselben Fragen. Die Erfahrung zeigt, dass ungefähr 60% der Fragen von medizinischer und pflegerischer Anamnese identisch sind. Eine Lösung mittels effektiver IKT-Nutzung wäre eine gemeinsame Anamnese mittels eines speziellen Computer-Programms, das abschließend eine getrennte medizinische und pflegerische Anamnese darstellen könnte. Die Anamnese könnte dann mit oder ohne Zusammenarbeit des Ärzte- und Pflegepersonals durchgeführt werden.

Problemstellung Nr. 2:

Zu wenig Informationen auf der Informationsplattform des Patienten-Infoterminals.

Die neusten Entwicklungen der IKT werden seitens der Patienten positiv betrachtet. Um den Aufenthalt der Patienten angenehmer zu gestalten, wurden im Orthopädischen Spital Speising in den Patientenzimmern oberhalb des Bettes Patienten-Infoterminals (Flachbildschirme) installiert. Das Multifunktionsgerät beinhaltet mehrere Funktionen, wie auch eine Informationsplattform, wobei nur grundlegende Informationen inkludiert werden. Diese sind aber noch nicht zufriedenstellend ausgereift. Die Patienten wünschen sich eine Erweiterung dieser Informationen. Beispielsweise könnten die Tagdienste des Ärzte- und Pflegepersonals oder der Therapieplan des jeweilgen Patienten auch am Touchscreen - Monitor visualisiert werden. Die Patienten würden auch die Veröffentlichung von Fotografie und Namen des behandelnden Arztes und der behandelnden Pflegekraft auf der jeweiligen Station begrüßen.

7.2 Zielsetzung

Folgende Forschungsziele wurden in der gegebenen Problemstellung festgesetzt:
- Kenntnisanalyse der Befragten über den Pflegeprozess, mit Fokus Pflegeanamnese
- Aufklärung über die Nachteile einer getrennten medizinischen und pflegerischen Anamnese mit Hilfe eines Computer-Programms

- Darstellung der Bedürfnisse und Möglichkeiten einer Zusammenführung der medizinischen und pflegerischen Anamnese im Computer-Programm, um die Qualität zu steigern
- Evaluierung des Wissensstandes von medizinischem und pflegerischem Personal über die Nutzung der IKT im Orthopädischen Spital Speising
- Fokussierung auf die Meinungen des Ärzte- und Pflegepersonals, ob sie mit der Veröffentlichung weiterer Intranet-Informationen auf dem Patienten-Infoterminal einverstanden sind, wie z.B.: Tagdienste des Ärzte- und Pflegepersonals, Namen und Foto des behandelnden Arztes, der behandelnden Pflegekraft, etc…

7.3 Forschungsleitende Fragen

Bei der Übertragung der Problemstellung auf die forschungsleitenden Fragen wurde auf praktische Gegebenheiten und festgesetzte Forschungsziele eingegangen. In Bezug auf den Forschungsinhalt konnten folgende relevante Forschungsfragen formuliert werden:

Forschungsleitende Fragen:

1.	Forschungsfrage	Verfügen Ärzte und diplomiertes Pflegepersonal über grundlegende Theoriekenntnisse des Pflegeprozesses mit Fokus Pflegeanamnese?
2.	Forschungsfrage	Erkennen Ärzte und diplomiertes Pflegepersonal die Nachteile einer getrennten medizinischen und pflegerischen Anamnese mit Hilfe eines Computer-Programms an?
3.	Forschungsfrage	Welche Meinungen haben Ärzte und diplomiertes Pflegepersonal zu der Zusammenführung der medizinischen und pflegerischen Anamnese im Computer-Programm mit oder ohne Zusammenarbeit des Ärzte- und Pflegepersonals?
4.	Forschungsfrage	Verfügen Ärzte und diplomiertes Pflegepersonal über die erforderlichen Kenntnisse der Nutzung der IKT im Orthopädischen Spital Speising?
5.	Forschungsfrage	Sind Ärzte und diplomiertes Pflegepersonal mit der Veröffentlichung von zusätzlichen Informationen (Name mit Foto und Tagdienst) am Patienten-Infoterminal einverstanden?

7.4 Forschungsorganisation

Im Zuge der Forschungsorganisation im Orthopädischen Spital Speising wurden folgende Aufgaben bezogen auf die Ausgangslage und Problemstellung geplant:

- Kenntnisnahme des Vorstandes des OSS über die geplante IKT Forschung, mit dem Fokus auf die Zusammenführung der medizinischen und pflegerischen Anamnese mit Hilfe eines Computer-Programms

- Entwurf eines Einverständnisschreibens über die Forschung mittels Fragebogen im OSS gerichtet an den ärztlichen Leiter, den Geschäftsführer, die Pflegedirektorin und den Betriebsrat

- Kenntnisnahme der Abteilung für Qualitätsmanagement über die geplante Forschungsarbeit

- Einholung des schriftlichen Einverständnisses der genannten Stellen und Personen über die Forschung mittels Fragebogen im OSS

- regelmäßige Besprechungen mit der Betreuerin der Studie über die Anwendungsebene der Forschungsstudie und Forschungsmethode

- Fragebogenentwurf zur Einholung der Meinung über die Zusammenführung der medizinischen und pflegerischen Anamnese im Computer-Programm in Zusammenarbeit des Ärzte- und Pflegepersonals oder getrennt

- Durchführung eines Pilotprojektes mit anschließender Korrektur der Fragebögen

- Zeitsetzung für die Forschungsdurchführung von 1.12. 2010 bis 17.1. 2011

- Persönliche Anwesenheit und Motivation der Befragten beim Ausfüllen der Fragebögen über die visuelle Vorstellung einer gemeinsamen Anamnese im Computer-Programm in Zusammenarbeit des Ärzte- und Pflegepersonals oder getrennt

- Datenanalyse der anonymen Fragebögen

- Statistische Ergebnisbearbeitung und -auswertung (bei Wiedergabe von ganzen Zahlen, aber auch prozentuellen Ergebnissen) und ihre Präsentation in tabellarischer und grafischer Form

- Verfassung der Löschungsvorschläge, bezogen auf die Forschungsarbeitsergebnisse

7.5 Forschungsmethodik

Das grundlegende Ziel der Forschung besteht darin, die Meinungen des Ärzte- und Pflegepersonals, bezogen auf die computergestützte Zusammenführung der medizinischen und pflegerischen Anamnese, festzuhalten. Die Forschung wurde nach dem Pilotprojekt, welches unter natürlichen Bedingungen durchgeführt wurde, spezifisch definiert und die Ergebnisse des Pilotprojektes bei der Auswahl der relevanten Methode berücksichtigt.

Die Forschungsmethodik wurde in Anlehnung an Žiaková (2009) in einzelne aufeinander aufbauende Phasen unterteilt.

Konzeptionsphase:

- Formulierung und Begrenzung der Problemstellung
- Zieldefinition der Forschungsarbeit
- Quellensuche, Literatur- und Internetrecherche
- Fertigstellung der theoretischen Lösung der Problemstellung
- Formulierung der forschungsleitenden Fragen

Planungsphase:

- Problemcharakteristik
- Auswahl der Forschungsmethode (Fragebogenmethode, Interviews)
- Auswahl der zu Befragenden
- Pilotprojekt mit anschließender Korrektur der Fragebögen
- Planung der Zeitabläufe - Zeitmanagement

Empirische Phase:

- Bekanntmachung der Forschungsarbeit im Intranet des OSS
- Fragenbogenausteilung und -einholung
- Erfassung der Zeitabläufe - Zeitmanagement
- Erfassung der Quantität der ausgehändigten und retournierten Fragebögen (Errechnung der Rücklaufquote)
- Datensammlung und -vorbereitung zur Auswertung

Analytische Phase:
- Statistische Auswertung der gewonnen Daten
- Präsentation und Interpretation der Forschungsergebnisse in Form von Tabellen, Grafiken und schriftliche Kommentare

Disseminationsphase:
- Veröffentlichung der Forschungsergebnisse in der Studie
- Diskussion, schriftliche Form der Präsentation
- Lösungsvorschläge für die Praxis

7.6 Literaturrecherche

In der Konzeptionsphase wurden zum Thema und zur Problematik passende Literaturquellen gesucht. Die Autorin wählte die Informationen aus elektronischen Medien. Unter anderem wurden auch einige Webseiten genutzt, die im Literaturverzeichnis angeführt sind.

Bei der Literatursuche wurden die Dienste der Universität für Gesundheit und soziale Wissenschaften St. Elisabeth sowie der Slowakischen medizinischen Universität in Bratislava genutzt. Anhand des Themas, der Schlüsselwörter und Hinweise konnte kein slowakisches Buch über Pflegeinformatik gefunden werden. Aufgrund der Themenaktualität wurden in der Recherche nur Artikel in Fachzeitschriften gefunden. Die Implementierung der IKT in der Gesundheit- und Krankenpflege befindet sich am Beginn ihrer Ära, es ist nur eine Frage der Zeit, wann diese Disziplin über eine repräsentative Literatur verfügen wird.

Aus diesem Grund konzentrierte sich die Literaturrecherche ausschließlich auf ausländische Quellen. Es wurden Bibliothek-Datenbanken mit deutschen und österreichischen Webseiten recherchiert, in denen sich Autoren mit Pflegeinformatik befassen. Die relevanten Fachquellen wurden bestellt und eingekauft. Aber auch hier gibt es nur wenige Fachbücher zum angegebenen Thema.

Die aktuelle Literatur über die Pflegeforschung wird von mehreren Autoren thematisiert, deren Methoden in der Forschungsarbeit angewendet wurden.

7.7 Fragebogenmethode

Zur Meinungsfeststellung von Ärzten und diplomiertem Pflegepersonal wurde **die beschreibende – deskriptive Forschungsmethode** mittels Fragebogen ausgewählt (Farkašová, 2002). Der Fragebogen (Anhang P) wurde von der Autorin selbst konstruiert; er besteht aus 21 Fragen auf anonymer Basis. Die Fragen wurden geschlossen und „halb-offen" (mit freier Textmöglichkeit) formuliert. Antworten, welche die Meinungen der Befragten ausdrücken, werden mit dem Zeichen ☒ markiert. In den halb-offenen Fragen kann der Befragte auch seine persönliche Meinung zu den Antworten hinzufügen. Der Fragebogen enthält eine kurze Einleitung zu Forschungsarbeit und Problemstellung.

Mit Hilfe der demografischen Fragen zu Beginn des Fragebogens wurde die Zusammensetzung der zwei grundlegenden Berufsgruppen (Ärztinnen/Ärzte und Schwestern/Pfleger), ihre Altersgruppe und ihr Geschlecht verfolgt.

Zur Erreichung des ersten Ziels und zur Untersuchung der ersten Forschungsfrage wurden in dem Fragebogen die Fragen Nr. 4, 5 und 6 formuliert. Die Fragen Nr. 7, 8 und 9 wurden zur Beantwortung der Forschungsfrage 2 definiert. Die Fragen Nr. 10, 11, 12, 13, 14, 15 und 16 beziehen sich auf die Forschungsfrage 3. Die Forschungsfrage 4 wurde mittels der Fragen Nr. 17, 18, 19 und 20 beantwortet. Die Fragen Nr. 21 und 22 untersuchen die letzte Forschungsfrage 5.

7.8 Pilotprojekt

Das Pilotprojekt der Forschungsarbeit wurde im OSS in Wien realisiert. Die Erstellung des Fragebogens sowie die Auswahl und Formulierung der einzelnen Fragen wurde an die österreichische Kultur, wo sich Ethnizität, Werte und Aspekte der Pflege in einigen Bereichen von der Slowakei unterscheiden, angepasst.

Hauptziel des Pilotprojektes, das im Oktober 2010 durchgeführt wurde, war, die Qualität des Fragebogens zu steigern und die unverständlichen Fragen zu korrigieren.

Am Pilotprojekt haben 15 Befragte teilgenommen, 7 Ärztinnen/Ärzte und 8 Schwestern/Pfleger. Die Fragebögen wurden von der Autorin persönlich ausgeteilt und dabei der Zweck der Forschungsarbeit erklärt. Nach dem Testdurchlauf wurde um ein Feedback und Verbesserungsvorschläge gebeten. Vor allem, sollte die Verständlichkeit und Einfachheit der Fragen und Antworten gewertet werden.

Der Fragebogen bestand aus 21 Fragen, und zwar aus 20 geschlossenen und einer „halb-offenen" Frage als Ausdruck der eigenen Meinung der Befragten.

In der demografischen Frage Nr. 3, wo der Beruf zwischen Ärzten und Schwestern unterschieden wurde, wiesen 8 Befragte darauf hin, dass es nicht genügt, den Beruf der „Schwester" anzuführen, weil in Österreich keine einheitliche Terminologie des Pflegeberufes für beide Geschlechter besteht. Während in der Slowakei die Berufsbezeichnung „Schwester" für Frauen und Männer gilt, wird in Österreich für das männliche Geschlecht die Bezeichnung „diplomierter Krankenpfleger" verwendet. Diese Frage wurde später korrigiert und der österreichischen Terminologie angepasst.

Die Fragen Nr. 5 und 6 wurden nach dem Pilotprojekt aus dem Fragebogen entfernt. In diesen Fragen wurde die Anzahl und Reihenfolge der Schritte des Pflegeprozesses erfragt. Als Folge der unterschiedlichen Antworten und einer anschließenden Diskussion wurden die Fragen nicht mehr in den Fragebogen hineingenommen.

In der österreichischen Fachliteratur kann man in der Vergangenheit eine Gliederung des Pflegeprozesses in fünf Schritten erkennen: Assessment, Diagnose, Planung, Durchführung und Evaluation (Eibensteiner et al., 2002). Heute wird der Pflegeprozess in Österreich meistens in sechs Elemente gegliedert: Assessment, Diagnose, Ziele, Maßnahmen, Durchführung und Evaluation (Stefan et al., 2006). Der Pflegeprozess besteht entweder aus fünf Schritten oder sechs Elementen. Der Schritt Planung beinhaltet zwei Elemente: Ziele und Maßnahmen.

In den IT Systemen werden in der Praxis sechs Elemente des Pflegeprozesses angegeben, da die Pflegeziele als selbständiger Schritt des Pflegeprozesses angeführt werden. Die Ziele sind anhand der gegebenen Regeln definiert und verfügen über eine unterschiedliche Zusammensetzung im Vergleich zum Pflegeprozess, der in der Slowakei Anwendung findet.

In den Fragenbogen wurden aufgrund des Vorschlags 8 Befragte zwei weitere „halb-offene" Fragen aufgenommen. Dadurch ist es möglich, eine eigene Meinung über die Zusammenführung der Anamnesen im Computer-Programm auszudrücken.

15 Befragte, das heißt 100%, verlangten nach einer zusätzlichen Angabe der möglichen Anzahl an Antwortmöglichkeiten bei den jeweiligen Fragen. Ein Anhang mit Antwortmöglichkeiten wurde dem Fragebogen anschließend hinzugefügt.

Im Anschluss an das Pilotprojekt wurde der Fragebogen neu konzipiert, unverständliche Fragestellungen entfernt und durch neue Fragen ersetzt. Die übergebliebenen Fragen wurden teilweise neu formuliert.

7.9 Forschung

Nach dem Pilotprojekt und der Bewilligung des Ansuchens zur Realisierung der Forschung im OSS wurde der Zeitraum von 1.12.2010 bis 17.1.2011 für die Forschungsarbeit festgesetzt. Die Auslastung in beiden Berufen machte es unmöglich, ein sofortiges Austeilen, Ausfüllen und Einsammeln der Fragebögen durchzuführen.

Die PR Abteilung, die für die Intranet-Inhalte zuständig ist, unterstützte die Forschung ihrerseits mit der Schaltung einer Intranet-Anzeige über die geplante Forschungsarbeit im Rahmen der Studie. Der Text im Intranet informierte über die Ziele der Forschungsarbeit (Feststellung der Meinungen von Ärzten und Pflegekräften über die gemeinsame programmgestützte Anamnese). Diese Anzeige drückte auch die Unterstützung des Vorstandes aus.

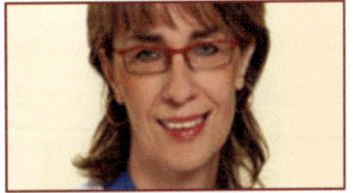

Befragungen auf den Stationen
DGKS Viera Gulova (s. Foto) wird für ihre Diplomarbeit im Dezember und Jänner Ärzte und diplomierte Pflegekräfte in Speising über ihre Meinung zu einer eventuellen Zusammenführung der pflegerischen und medizinischen Anamnese mittels eines Computerprogramms befragen. Der Vorstand bittet um Unterstützung von Frau Gulova

Abb. 15 Intranet – Information über die Forschung
(Screenshot Intranet, Orthopädisches Spital Speising, 2010)

Somit wurden die potentiellen Teilnehmer über das Vorhaben informiert, was eine positive Einstellung seitens der Ärzte und DGKS der Forschungsarbeit gegenüber mit sich brachte. Bei der Fragenbogenverteilung wurde auf direkten Kontakt Wert gelegt, wobei die Teilnehmer über die Ziele der Forschungsarbeit und den Fragebogen selbst aufgeklärt wurden. Dabei konnte auch die Vision einer gemeinsamen computergestützten Pflegeanamnese mit oder ohne Zusammenarbeit des Ärzte- und Pflegepersonals vorgestellt werden. Von 3.12. 2010 an wurden täglich einzelne Abteilungen des OSS besucht und die ausgeteilten Fragebögen später persönlich wieder eingesammelt.

In der Abteilung für Anästhesiologie und Intensivmedizin, wo keine Störungen und kein freier Eintritt in Zivilkleidung erlaubt sind, wurde um die Mitarbeit eines Arztes und einer DGKS, welche sich freiwillig an der Forschungsarbeit beteiligt haben, gebeten.

In der konservativen Station B2 wurde eine Einwurf-Box für die Rückgabe der ausgeteilten Fragebögen aufgestellt; so konnten alle Teilnehmer durch die persönliche Rückgabe der Fragebögen die Forschungsarbeit unterstützen. Das Personal auf B2 hat sich freiwillig bei der Sammlung der Fragebögen engagiert.

Geplant war die Vergabe von 120 Fragebögen, aber aufgrund des überdurchschnittlichen Interesses stieg die Anzahl der ausgeteilten Fragebögen bereits in der ersten Woche des Forschungszeitraumes auf 140. Bis zum 11.12. 2010, nach dem fünften Austeilen kamen 131 Stück, das heißt 93,57% der Fragebögen zurück. Das Austeilen mit einer Erklärung und anschließender persönlicher Konsultation der Teilnehmer wurde durchschnittlich im Zeitraum von 3 Stunden durchgeführt. Für die weitere Verteilung mussten weitere 80 Fragebögen nachgedruckt werden; somit konnten insgesamt 220 Stück austeilt werden.

Damit die Anzahl der durch das diplomierte Pflegepersonal ausgefüllten Fragebögen der Anzahl der durch die Ärzte ausgefüllten Fragebögen glich, wurden die ärztlichen Leiter mittels E-Mail angeschrieben und gebeten, die Autorin an den ärztlichen Morgenbesprechungen Teil nehmen zu lassen. Dort bot sich dann die Möglichkeit, das Projekt und die Ziele der Forschung vorzustellen. Die daraufhin ausgeteilten Fragebögen wurden gerne angenommen.

Durch diese Präsentationen im Rahmen der Ärzte-Morgenbesprechung stieg die Anzahl der ausgeteilten Fragebögen auf 213 und die der retournierten auf 195 an, was eine Rücklaufquote von 91,54% bedeutet. Die Zusammenarbeit und Teilnahme der Befragten wurde als sehr positiv und erfolgreich, mit hohem Interesse an der Forschungsarbeit und deren Problemstellung, bewertet. Um das Ausfüllen der Fragebögen hat sich die Autorin intensiv bemüht, dabei wurde sie von der gesamten Belegschaft des Spitals tatkräftig unterstützt. Für diese Unterstützung und das Entgegenkommen möchte sich die Autorin der Forschungsstudie herzlich bedanken.

7.10 Befragten

In die abschließende Analyse wurden 195 (100%) Ärztinnen/ Ärzte und diplomierte Schwestern/ Pfleger, die im Orthopädischen Spital Speising arbeiten, einbezogen. Die Auswahl war zufällig. Die Ärztinnen/ Ärzte und die diplomierte Schwestern/ Pfleger wurden zur Teilnahme während der Stationsbesuche und während der Sitzungen gebeten. In der Abteilung für Anästhesie und Intensivmedizin wurden die Teilnehmer von einem engagierten Arzt und einer diplomierten Schwester aufgesucht.

Zum direkten Vergleich der Ergebnisse wurden alle Teilnehmer in drei Gruppen unterteilt. **Die erste Berufsgruppe** bildeten die Ärztinnen und Ärzte (83 Teilnehmer, 100% der befragten Ärztinnen/Ärzte), **die zweite Berufsgruppe** bildeten die diplomierte Schwestern und Pfleger (112 Teilnehmer, 100% der befragten diplomierte Schwestern/Pfleger). Aufgrund der unterschiedlichen Anzahl der Befragten beider Berufsgruppen wurde diese mathematisch-statistische Variante definiert. Die Unterscheidung zwischen Ärztinnen/Ärzte und diplomierten Schwestern/Pfleger wird einfach visuell auch in der tabellarischen und grafischen Darstellung der Ergebnisse beibehalten.

Die Gesamtanzahl der 195 Teilnehmer bildete **die dritte zusammengefasste Gruppe** 195 (100%) für die Gesamtanalyse der Meinungen über die gemeinsame Anamnese, die zur Diskussion angeboten werden.

Mit Hilfe der demografischen Fragen der Fragebögen 1 bis 3 wurde die Demografie der Befragten festgestellt (Berufsgruppenzugehörigkeit, Altersgruppe und Geschlecht).

7.11 Datenverarbeitung

Zur beschleunigten Datenverarbeitung wurde das Scan-Programm ABBY Form Reader 9.0 verwendet, welches markierte Antworten erkennt: ☒. Aus diesem Grund wurde zu jeder möglichen Antwort auch ein grafisches Symbol ☐ zum Ausfüllen mit **X** hinzugefügt. Das Scan-Programm überträgt die Daten zum vorbereiteten Programm MS Excel, im welchem die Daten statistisch ausgewertet werden.

Die tabellarische und grafische Darstellung der Ergebnisse erfolgte im MS Excel Programm. Die Tabellen und Grafiken wurden anschließend ins Dokument im MS Word Programm mit Hilfe der Kopierfunktion übertragen, wo sie nachträglich bearbeitet und kommentiert wurden. Die Fragebögen, welche vom Scann-Programm nicht erkannt wurden, mussten nachträglich manuell eingetragen werden. Die Meinungen der Befragten in den halb-offenen Fragen wurden bearbeitet, die sich öfter wiederholenden Ansichten hervorgehoben und bei der Ergebnisinterpretation berücksichtigt.

7.12 Ergebnisanalyse

Die Ergebnisanalyse wurde nach dem Abschluss des empirischen Teiles der Forschungsarbeit realisiert. In der analytischen Phase wurde die beschreibende Statistik im Zusammenhang mit quantitativen Daten genutzt (Žiaková, 2009).

Die quantitative statistische und grafische Darstellung von Daten wird in den nächsten Unterkapiteln präsentiert, die Berechnungen der grundlegenden statistischen Konzepte wurden in MS Excel durchgeführt.

In der Datenanalyse wurde jede einzelne Frage des Fragebogens für beide Berufsgruppen (Ärztinnen/Ärzte und Schwestern/Pfleger) sowie für die Gesamtanzahl der Teilnehmer ausgewertet. In den Tabellen werden zwei Ziffern ausgeführt: der absolute (n) und relative (%) Anteil der Gesamtanzahl der jeweiligen Berufsgruppe und der Gesamtanzahl aller Befragten.

Der relative Anteil drückt den prozentuellen Anteil der Gesamtheit 83 (100% der Ärztinnen/Ärzte) und den prozentuellen Anteil der Gesamtheit 112 (100% der Schwestern/Pfleger) aus.

Auf der Basis der Vergleichbarkeit wurden einzelne Gruppen mit 100% angegeben. In den Grafiken stellen die Daten der y-Achse den prozentuellen Anteil der jeweiligen Gesamtheit dar. Die Daten der x-Achse präsentieren die Antworten der Befragten. Die einzelnen Gruppen (Ärztinnen/Ärzte, Schwestern/Pfleger und Gesamt) wurden auch farblich voneinander getrennt.

Bei den Fragen 12, 13 und 16 gab es die Möglichkeit, mehrere Antworten anzugeben; hier wurde die Summe der Antworten auf eine Frage analysiert. Die Gesamtheit 100% wurde aus der Summe aller Antworten in den einzelnen Gruppen gebildet.

Die erste Berufsgruppe (Ärztin/Arzt) wird zwecks einer einfacheren Verarbeitung in Tabellen und Grafik unter der Bezeichnung „Arzt" subsumiert. Die zweite Berufsgruppe (diplomierte Schwester/Pfleger) wird als „DGKS" bezeichnet. Die dritte Berufsgruppe (Ärzte- und Pflegepersonal) wird als „Gesamt" subsumiert.

Anmerkungen der Autorin: Aus Gründen der besseren Lesbarkeit werden im Folgenden die geschlechtsspezifischen Bezeichnungen dieser Forschungsarbeit gleichermaßen auf beide Geschlechter bezogen.

Frage 1   Geschlecht

Tab. 1 Geschlecht

Antworten		Befragten	
		n	%
1	männlich	66	33,85
2	weiblich	129	66,15
	Summe	**195**	**100,00**

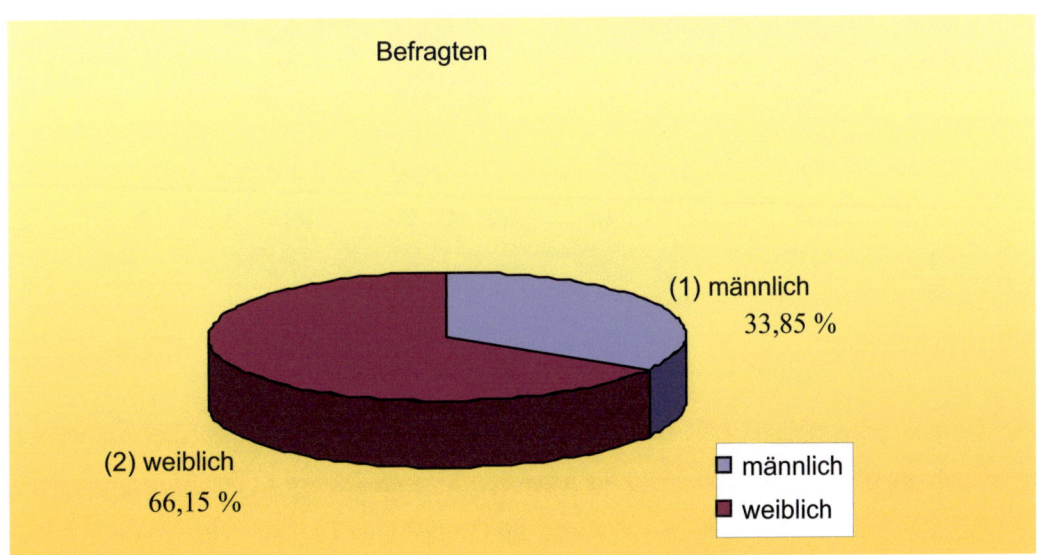

Grafik 1 Geschlecht

Tabelle 1 und Grafik 1 stellt die Geschlechtsverteilung der Befragten dar.

Die gesamte Gruppe der 195 Befragten (100%) bestand aus 129 Frauen (66,15%) und aus 66 Männern (33,85%).

Frage 2 Altersgruppen

Tab. 2 Altersgruppen

Antworten		Arzt		DGKS		Gesamt	
		n	%	n	%	n	%
1	20 – 30	6	7,23	32	28,57	38	19,49
2	31 – 45	55	66,27	45	40,18	100	51,28
3	46 – 60	20	24,10	34	30,36	54	27,69
4	61 und mehr	2	2,41	1	0,89	3	1,54
	Summe	**83**	**100,00**	**112**	**100,00**	**195**	**100,00**

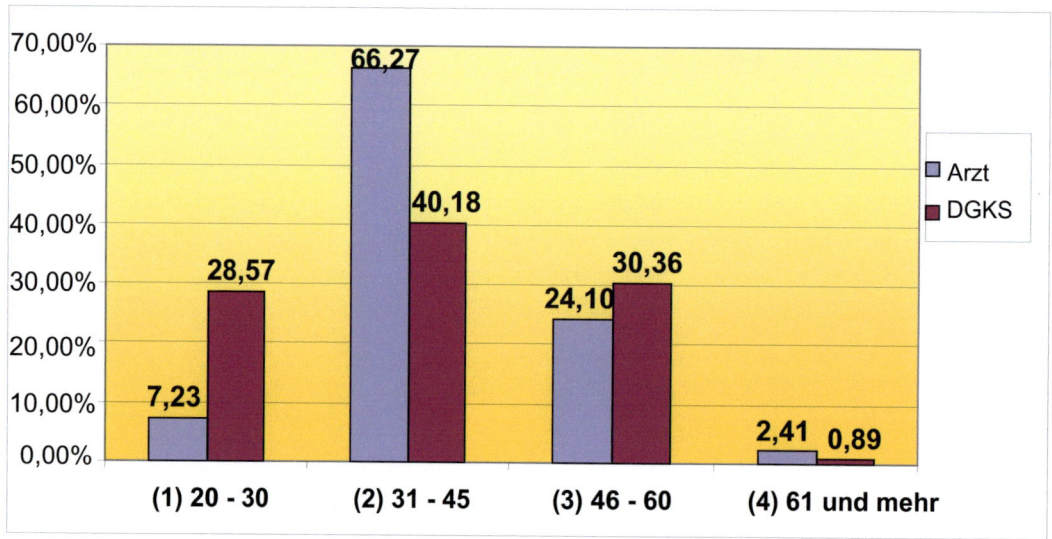

Grafik 2 Altersgruppen

Tabelle 2 und Grafik 2 illustrieren die Altersgruppen der befragten Personen.

In der Gruppe „Ärztin/Arzt" (83; 100%) waren 6 Personen (7,23%) in der Altersgruppe von 20 – 30 Jahren, 55 Personen (66,27%) im Alter von 31 – 45 Jahren. In der Altersgruppe von 46 – 60 Jahren gab es 20 Ärzte (24,10%) und die Gruppe über 61 Jahre wurde von 2 Ärzten (2,41%) vertreten.

In der Gruppe „Schwester/Pfleger" (112; 100%) waren 32 Personen (28,57%) in der Altersgruppe von 20 – 30 Jahren, 45 Personen (40,18%) in der Altersgruppe von 31 – 45 und im Alter von 46 – 60 Jahren gab es 34 Personen (30,36%). Die Gruppe von über 61 Jahren wurde von 1 Person (0,89%) vertreten.

Frage 3   Berufsgruppen

Tab. 3 Berufsgruppen

Antworten	Befragten	
	n	%
1 Arzt	83	42,56
2 DGKS	112	57,44
Summe	**195**	**100,00**

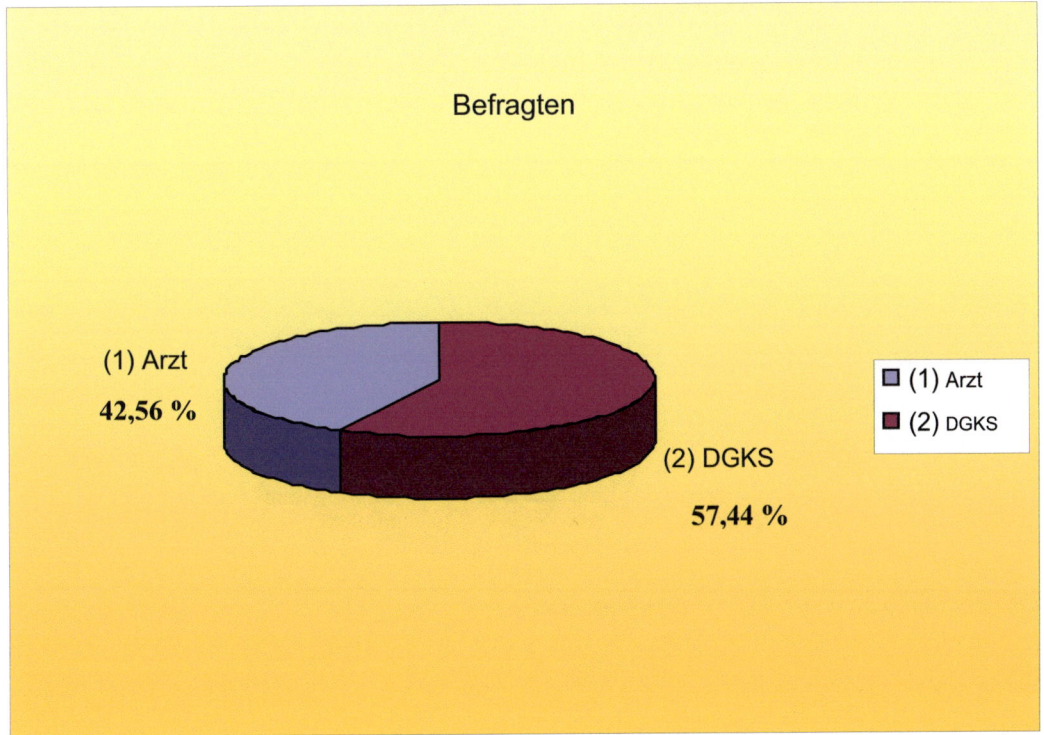

Grafik 3 Berufsgruppen

Tabelle 3 und Grafik 3 präsentieren die einzelnen Berufsgruppen der Befragung.

Aus insgesamt 195 befragten Personen (100%), wurden 83 (42,56%) aus den Reihen des Ärztepersonals und 112 (57,44%) aus den Reihen des diplomierten Gesundheits- und Krankenpflegepersonals befragt.

Frage 4 Die Gesundheits- und Krankenpflege wird laut Gesetz durchgeführt mit Hilfe von:

Tab. 4 Methode der Gesundheits- und Krankenpflege

Antworten		Arzt		DGKS		Gesamt	
		n	%	n	%	n	%
1	Mit Hilfe des Pflegeprozesses	48	57,83	98	87,50	146	74,87
2	Mit Hilfe der freien Methode	0	0,00	0	0,00	0	0,00
3	Mit Hilfe der Methode des Pflegemodells	7	8,43	7	6,25	14	7,18
4	Mit Hilfe der Aufgabenzuteilung	0	0,00	2	1,79	2	1,03
5	Ich weiß es nicht	28	33,73	5	4,46	33	16,92
	Summe	**83**	**100,00**	**112**	**100,00**	**195**	**100,00**

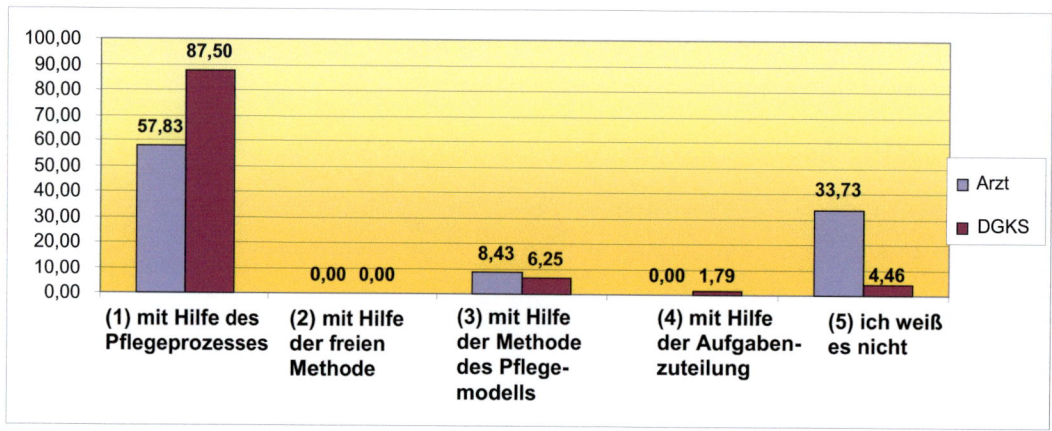

Grafik 4 Methode der Gesundheits- und Krankenpflege

Tabelle 4 und Grafik 4 stellen die Antworten auf die Methode der Gesundheits- und Krankenpflege dar.

Von der Berufsgruppe „Ärztin/Arzt" (83; 100%) wählten 48 (57,83%) als richtige Antwort „mit Hilfe des Pflegeprozesses". Die „freie Methode" wurde von keinem der Ärzte gewählt. Die Antwortmöglichkeit „mit Hilfe der Methode des Pflegemodells" wählten 7 Befragte (8,43%). Keiner der Ärzte glaubt, dass die Krankenpflege „mit Hilfe der Aufgabenzuteilung" durchgeführt wird. Die Antwort „ich weiß es nicht" wählten 28 Ärzte (33,73%).

Von der Berufsgruppe „Schwester/Pfleger" (112; 100%) wählten 98 (87,50%) als richtige Antwort „mit Hilfe des Pflegeprozesses". Die „freie Methode" wurde nicht ausgewählt. Die Antwortmöglichkeit „mit Hilfe der Methode des Pflegemodells" wählten 7 Befragte (6,25%) und „mit Hilfe der Aufgabenzuteilung" 2 Befragte (1,79%). Die Antwort „ich weiß es nicht" wurde von 5 DGKS (4,46%) ausgewählt.

Frage 5 „Pflegeanamnese" ist:

Tab. 5 Pflegeanamnese

	Antworten	Arzt		DGKS		Gesamt	
		n	%	n	%	n	%
1	Planung der Pflegemaßnahmen	10	12,05	11	9,82	21	10,77
2	Freies Gespräch	0	0,00	1	0,89	1	0,51
3	Zweiter Schritt des Pflegeprozesses	2	2,41	4	3,57	6	3,08
4	Freie Methode zur Sammlung der wichtigen Patienteninformationen	3	3,61	1	0,89	4	2,05
5	Systematische Methode zur Sammlung der wichtigen Patienteninformationen zur Identifikation der Probleme für Pflegemaßnahmen	68	81,93	95	84,82	163	83,59
	Summe	83	100,00	112	100,00	195	100,00

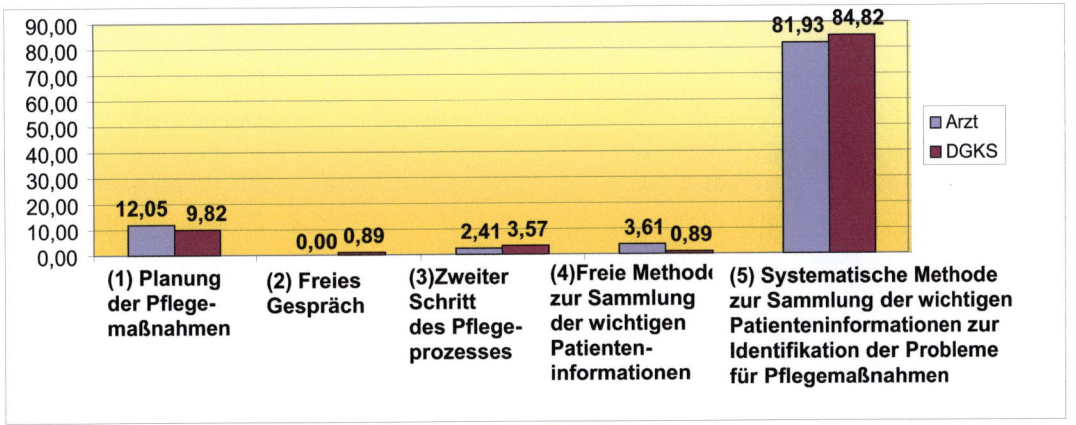

Grafik 5 Pflegeanamnese

Tabelle 5 und Grafik 5 illustrieren die Antworten zur Frage der Pflegeanamnese.

Von der Berufsgruppe „Ärztin/Arzt" (83; 100%) entscheiden sich 10 (12,05%) für „Planung der Pflegemaßnahmen". Die Antwort „Freies Gespräch" wurde nicht gewählt. 2 Ärzte (2,41%) wählten „Zweiter Schritt des Pflegeprozesses", 3 Ärzte (3,61%) die „Freie Methode zur Sammlung der wichtigen Patienteninformationen". Die richtige Antwort „Systematische Methode zur Sammlung der wichtigen Patienteninformationen zur Identifikation der Probleme für Pflegemaßnahmen" wurde von 68 Ärzten (81,93%) ausgewählt.

Von der Berufsgruppe „Schwester/Pfleger" (112; 100%) entscheiden sich 11 (9,82%) für die „Planung der Pflegemaßnahmen". Die Antwort „Freies Gespräch" wählte 1 DGKS (0,89%), 4 DGKS (3,57%) wählten „Zweiter Schritt des Pflegeprozesses" und 1 DGKS (0,89%) „Freie Methode zur Sammlung der wichtigen Patienteninformationen". Die richtige Antwort wurde von 95 DGKS (84,82%) ausgewählt.

Frage 6 Anhand welches Pflegemodells ist die Pflegeanamnese in der Pflegedatenbank strukturiert?

Tab. 6 Die Struktur der Pflegeanamnese im Pflegedatenbank

Antworten		Arzt		DGKS		Gesamt	
		n	%	n	%	n	%
1	Dorothea Elisabeth Orem	19	22,89	91	81,25	110	56,41
2	Marjory Gordon	1	1,20	1	0,89	2	1,03
3	Florence Nightingale	0	0,00	3	2,68	3	1,54
4	Die Anamnese ist frei zusammengestellt	1	1,20	4	3,57	5	2,56
5	Ich weiß es nicht	62	74,70	13	11,61	75	38,46
	Summe	**83**	**100,00**	**112**	**100,00**	**195**	**100,00**

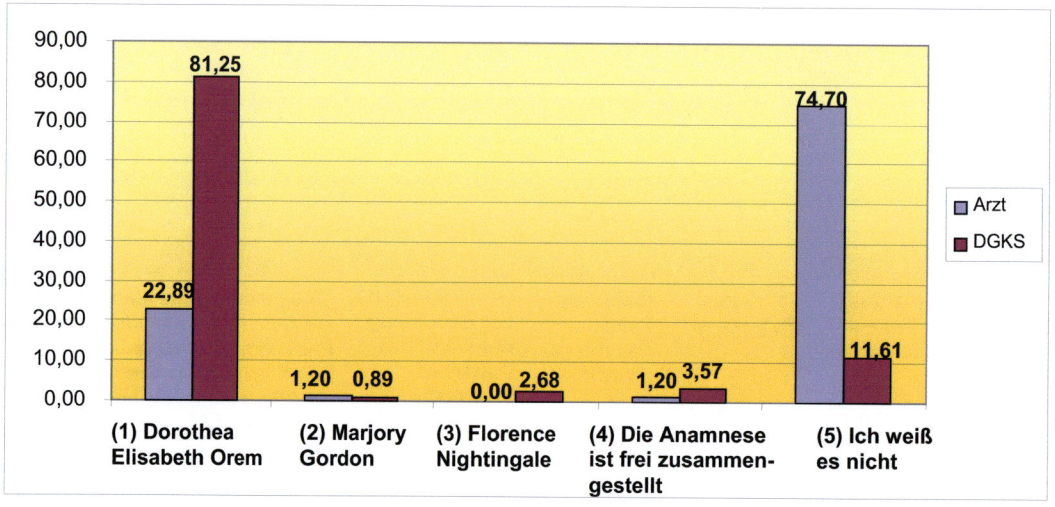

Grafik 6 Die Struktur der Pflegeanamnese im Pflegedatenbank

Tabelle 6 und Grafik 6 präsentieren die Kenntnisse der Befragten über das Pflegemodell.

Von der Berufsgruppe „Ärztin/Arzt" (83; 100%) wählten 19 (22,89%) als richtige Antwort „Dorothea Elisabeth Orem". Die Antwort „Marjory Gordon" gab 1 Arzt (1,20%) und 0 Ärzte (0,00%) „Florence Nightingale". 1 Befragte (1,20%) dachte, dass die Antwort „Anamnese ist frei zusammengestellt" richtig sei. 62 der befragten Ärzte (74,70%) gaben an, dass sie die richtige Antwort auf die obige Frage nicht wissen.

Von der Berufsgruppe „Schwester/Pfleger" (112; 100%) wählten 91 (81,25%) als richtige Antwort „Dorothea Elisabeth Orem". Die Antwort „Marjory Gordon" gab 1 DGKS (0,89%) und 3 DGKS (2,68%) „Florence Nightingale". 4 Befragte (3,57%) dachten, dass die Pflegeanamnese „frei zusammengestellt" wurde. 13 DGKS (11,61%) gaben an, dass sie die richtige Antwort auf die obige Frage nicht wissen.

Frage 7 Wissen Sie, dass die überwiegende Mehrheit der Fragen in der medizinischen sowie in der pflegerischen Anamnese identisch ist?

Tab. 7 Kenntnisse der identischen Fragen in den Anamnesen

Antworten		Arzt		DGKS		Gesamt	
		n	%	n	%	n	%
1	Ja, weiß ich	37	44,58	75	66,96	112	57,44
2	Eher ja, als nein	25	30,12	21	18,75	46	23,59
3	Das kann ich nicht beurteilen	10	12,05	5	4,46	15	7,69
4	Eher nein, als ja	6	7,23	7	6,25	13	6,67
5	Nein, weiß ich nicht	5	6,02	4	3,57	9	4,62
	Summe	**83**	**100,00**	**112**	**100,00**	**195**	**100,00**

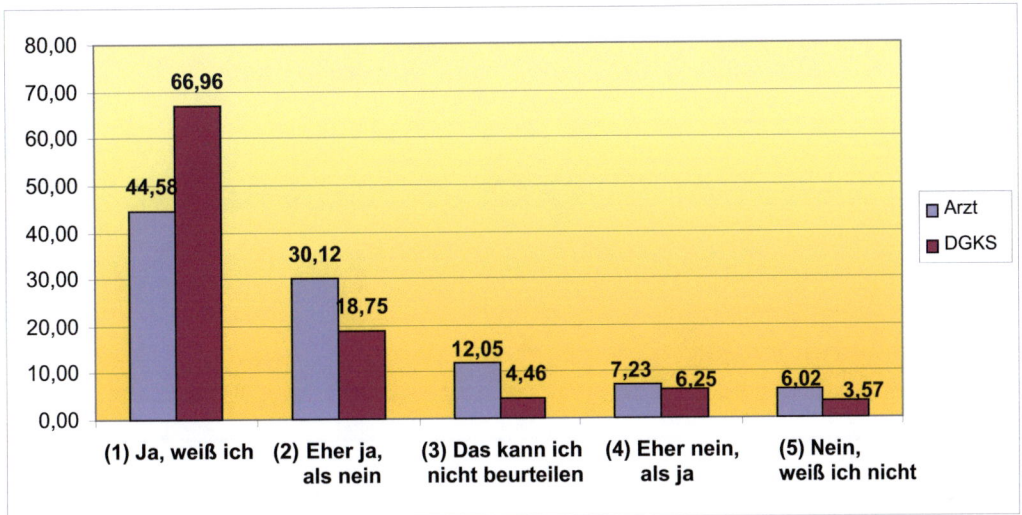

Grafik 7 Kenntnisse der identischen Fragen in den Anamnesen

Tabelle 7 und Grafik 7 stellen die Meinungen der Befragten zur überwiegende identischen Mehrheit der Fragen in der medizinischen und pflegerischen Anamnesen dar.

Von der Berufsgruppe „Ärztin/Arzt" (83; 100%) gaben 37 (44,58%) als Antwort „Ja, weiß ich" an. Die Variante „Eher ja, als nein" wählten 25 Ärzte (30,12%). Die Möglichkeit „Das kann ich nicht beurteilen" markierten 10 Ärzte (12,05%). Die Antwort „Eher nein, als ja" wählten 6 (7,23%) und „Nein, weiß ich nicht" 5 (6,02%) der befragten Ärzte.

Von der Berufsgruppe „Schwester/Pfleger" (112; 100%) gaben 75 (66,96%) als Antwort „Ja, weiß ich" an. Die Variante „Eher ja, als nein" wählten 21 DGKS (18,75%). Die Möglichkeit „Das kann ich nicht beurteilen" markierten 5 Befragte (4,46%). Die Antwort „Eher nein, als ja" wählten 7 (6,25%) und die Möglichkeit „Nein, weiß ich nicht" 4 (3,57%) der befragten Pflegepersonen.

Frage 8 Auf wie viel Prozent schätzen Sie die Frageidentität in der medizinischen sowie in der pflegerischen Anamnese?

Tab. 8 Prozentuelle Einschätzung der identischen Fragen

Antworten		Arzt		DGKS		Gesamt	
		n	%	n	%	n	%
1	20%	6	7,23	8	7,14	14	7,18
2	40%	19	22,89	23	20,54	42	21,54
3	60%	44	53,01	49	43,75	93	47,69
4	80%	14	16,87	31	27,68	45	23,08
5	100%	0	0,00	1	0,89	1	0,51
	Summe	83	100,00	112	100,00	195	100,00

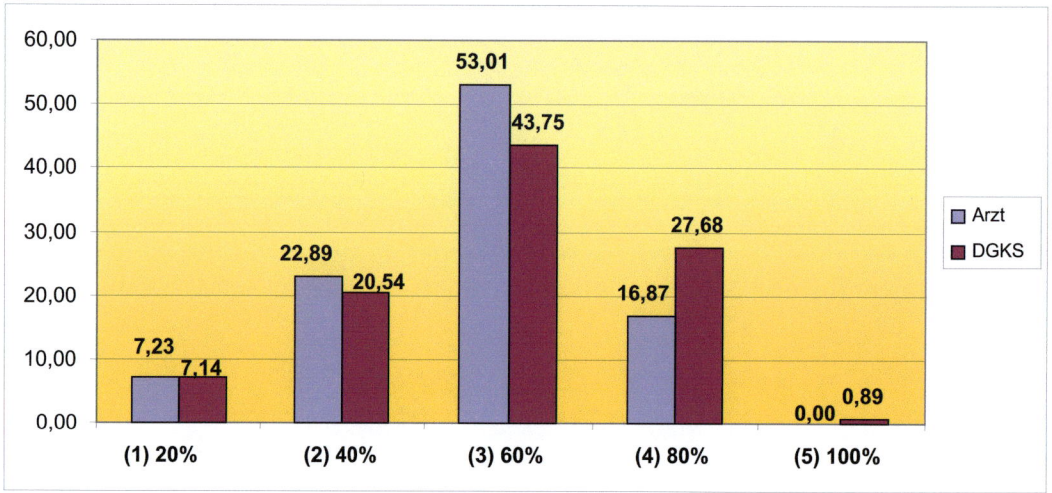

Grafik 8 Prozentuelle Einschätzung der identischen Fragen

Tabelle 8 und Grafik 8 illustrieren die Ansichten der Befragten über den prozentuellen Anteil der identischen Fragen in der medizinischen sowie pflegerischen Anamnese.

Von der Berufsgruppe „Ärztin/Arzt" (83; 100%) schätzten 6 (7,23%) die Identität der Fragen in beiden Anamensen auf „20%". Die Möglichkeit „40%" wählten 19 der befragen Ärzten (22,89%). Die Schätzung „60%" markierten 44 der Ärzte (53,01%). Die Antwortmöglichkeit „80%" gaben 14 Ärzte (16,87%) an. Die Variante „100%" wurde nicht gewählt.

Von der Berufsgruppe „Schwester/Pfleger" (112; 100%) schätzten 8 (7,14%) die Identität der Fragen in beiden Anamnesen auf „20%". Die Antwort „40%" wählten 23 DGKS (20,54%). Die Möglichkeit „60%" markierten 49 DGKS (43,75%). „80%" gaben 31 der Befragten (27,68%) an. Die Variante „100%" wurde von 1 DGKS (0,89%) gewählt.

Frage 9 Wie oft hat Sie schon der Patient auf die doppelten Fragen angesprochen? (z.B.: „Diese Frage hat mir schon der Arzt/ die Schwester gestellt.")

Tab. 9 Patientenreaktionen auf die identischen Fragen

	Antworten	Arzt		DGKS		Gesamt	
		n	%	n	%	n	%
1	Ja, ich wurde darauf schon mal angesprochen	48	57,83	56	50,00	104	53,33
2	Ja, die Patienten beschweren sich bei mir darüber immer wieder	17	20,48	36	32,14	53	27,18
3	Den Patienten ist sehr oft unangenehm auf doppelte Fragen zu antworten	7	8,43	12	10,71	19	9,74
4	Davon weiß ich nichts	0	0,00	3	2,68	3	1,54
5	Nein, die Patienten beschweren sich bei mir nie	11	13,25	5	4,46	16	8,21
	Summe	83	100,00	112	100,00	195	100,00

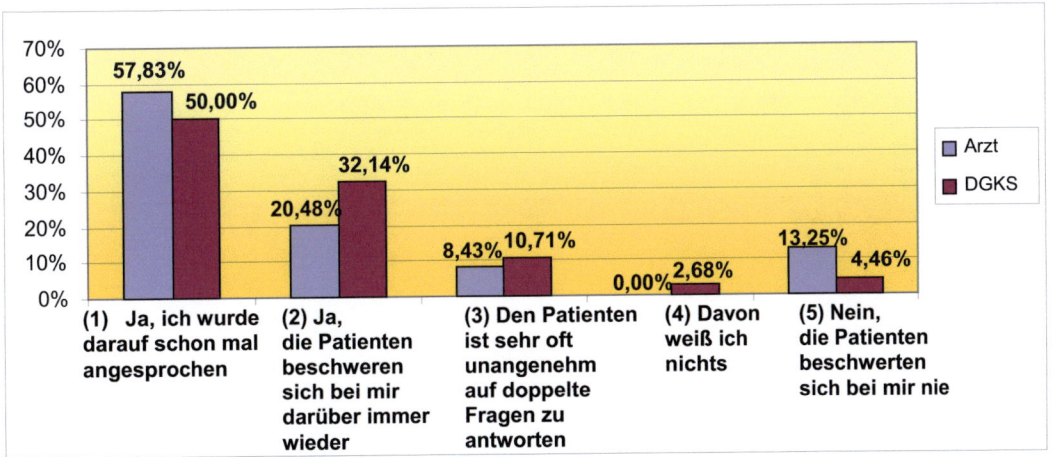

Grafik 9 Patientenreaktionen auf die identischen Fragen

Tabelle 9 und Grafik 9 zeigen die Reaktionen der Patienten auf die Duplizität der Fragen in beiden Anamnesen aus der Sicht der Umfrageteilnehmer.

Von der Berufsgruppe „Ärztin/Arzt" (83; 100%) wählten 48 (57,83%) „Ja, ich wurde darauf schon mal angesprochen", 17 (20,48%) „Ja, die Patienten beschweren sich bei mir darüber immer wieder" und 7 (8,48%) gaben die Variante „Den Patienten ist sehr oft unangenehm auf doppelte Fragen zu antworten". 0 Ärzte (0,00%) wählten „Davon weiß ich nichts" und 11 Ärzte (13,25%) „Nein, die Patienten beschweren sich bei mir nie".

Von der Berufsgruppe „Schwester/Pfleger" (112; 100%) wählten 56 (50,00%) „Ja, ich wurde darauf schon mal angesprochen", 36 (32,14%) „Ja, die Patienten beschweren sich bei mir darüber immer wieder" und 12 (10,71%) gaben die Variante „Den Patienten ist sehr oft unangenehm auf doppelte Fragen zu antworten". 3 DGKS (2,68%) wählten „Davon weiß ich nichts" und 5 DGKS (4,46%) „Nein, die Patienten beschweren sich bei mir nie".

Frage 10 Können Sie sich eine gemeinsame Anamnese in einigen Bereichen vorstellen?

Tab. 10 Meinungen zur computergestützten Zusammenlegung beider Anamnesen

	Antworten	Arzt		DGKS		Gesamt	
		n	%	n	%	n	%
1	Ja, kann ich mir vorstellen	49	59,04	74	66,07	123	63,08
2	Eher ja, als nein	14	16,87	20	17,86	34	17,44
3	Das kann ich nicht beurteilen	2	2,41	5	4,46	7	3,59
4	Eher nein, als ja	13	15,66	10	8,93	23	11,79
5	Nein, kann ich mir nicht vorstellen	5	6,02	3	2,68	8	4,10
	Summe	83	100,00	112	100,00	195	100,00

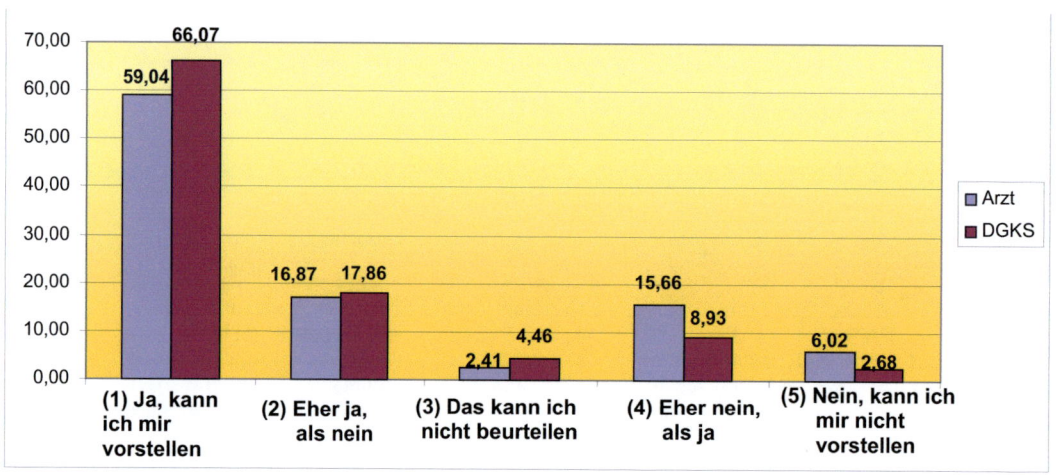

Grafik 10 Meinungen zur computergestützten Zusammenlegung beider Anamnesen

Tabelle 10 und Grafik 10 illustrieren die Meinungen aller Befragten zur computergestützten Zusammenlegung beider Anamnesen.

Von der Berufsgruppe „Ärztin/Arzt" (83; 100%) bestätigten 49 (59,04%) die Möglichkeit einer computergestützten Zusammenlegung beider Anamnesen. Die Antwortmöglichkeit „Eher ja, als nein" wählten 14 Ärzte (16,78%). Die Alternative „Das kann ich nicht beurteilen" markierten 2 (2,41%) und „Eher nein, als ja" gaben 13 Ärzte (15,66%) an. Die letzte Variante „Nein, kann ich mir nicht vorstellen" wählten 5 Ärzte (6,02%).

Von der Berufsgruppe „Schwester/Pfleger" (112; 100%) bestätigten 74 (66,07%) die Möglichkeit einer computergestützten Zusammenlegung beider Anamnesen. Die Antwortmöglichkeit „Eher ja, als nein" wählten 20 DGKS (17,86%). Die Alternative „Das kann ich nicht beurteilen" markierten 5 (4,46%) und „Eher nein als ja" gaben 10 DGKS (8,93%) an. Die letzte Variante „Nein, kann ich mir nicht vorstellen" wählten 3 Befragte (2,86%).

Frage 11 Probleme mit identischen Fragen in beiden Anamnesen kann man in der Computerzeit lösen mit:

Tab. 11 Problemlösung der identischen Fragen

Antworten		Arzt		DGKS		Gesamt	
		n	%	n	%	n	%
1	einer gemeinsamen Anamnese im Computer mit Zusammenarbeit des Ärzte- und Pflegepersonals	39	46,99	71	63,39	110	56,41
2	einer gemeinsamen Anamnese im Computer ohne Zusammenarbeit des Ärzte- und Pflegepersonals	36	43,37	24	21,43	60	30,77
3	einer gemeinsamen Anamnese im Computer im Preambulanzbereich	3	3,61	5	4,46	8	4,10
4	diese Probleme kann man nicht lösen	3	3,61	8	7,14	11	5,64
5	andere Problemlösung	2	2,41	4	3,57	6	3,08
	Summe	**83**	**100,00**	**112**	**100,00**	**195**	**100,00**

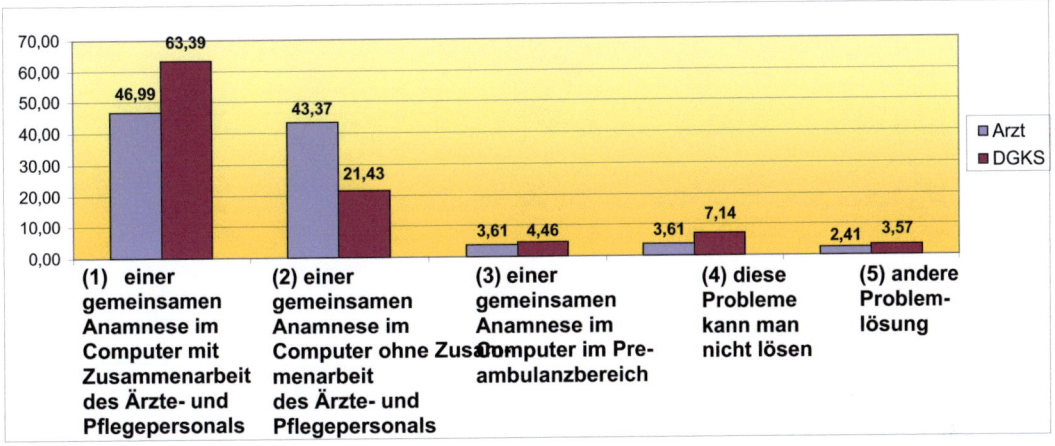

Grafik 11 Problemlösung der identischen Fragen

Tabelle 11 und Grafik 11 präsentieren die möglichen Lösungsvorschläge zur Beseitigung der identischen Fragen beider Anamnesen.

Von der Berufsgruppe „Ärztin/Arzt" (83; 100%) wählten 39 (46,99%) die Antwort „einer gemeinsamen Anamnese im Computer mit Zusammenarbeit des Ärzte- und Pflegepersonals", 36 (43,37%) „ohne Zusammenarbeit" und 3 (3,61%) „einer gemeinsamen Anamnese im Computer im Preambulanzbereich". Weitere 3 Ärzte (3,61%) markierten „diese Probleme kann man nicht lösen" und 2 (2,41%) gaben einen eigenen Problemlösungsvorschlag ab.

Von der Berufsgruppe „Schwester/Pfleger" (112; 100%) wählten 71 (63,39%) „einer gemeinsamen Anamnese im Computer mit Zusammenarbeit des Ärzte- und Pflegepersonals", 24 (21,43%) „ohne Zusammenarbeit" und 5 (4.46%) „einer gemeinsamen Anamnese im Computer im Preambulanzbereich". 8 DGKS (7,14%) markierten „diese Probleme kann man nicht lösen" und 4 (3,57%) gaben einen eigenen Problemlösungsvorschlag ab.

Frage 12 Welche Vorteile würde eine gemeinsame Anamnese im Computerprogramm ohne Zusammenarbeit des Ärzte- und Pflegepersonals bringen?

Tab. 12 Vorteile der computergestützten Anamnese ohne Zusammenarbeit

	Antworten	Arzt		DGKS		Gesamt	
		n	%	n	%	n	%
1	Effektive Nutzung der IT (Informationstechnologie)	33	21,57	33	17,10	66	19,08
2	Verkürzte Zeit bei der Patientenaufnahme	51	33,33	51	26,42	102	29,48
3	Verhinderung der doppelten Fragen	49	32,03	64	33,16	113	32,66
4	Befriedigung der Patientenbedürfnisse	11	7,19	26	13,47	37	10,69
5	Gemeinsame Anamnese bringt keine Vorteile	9	5,88	19	9,84	28	8,09
	Summe	**153**	**100,00**	**193**	**100,00**	**346**	**100,00**

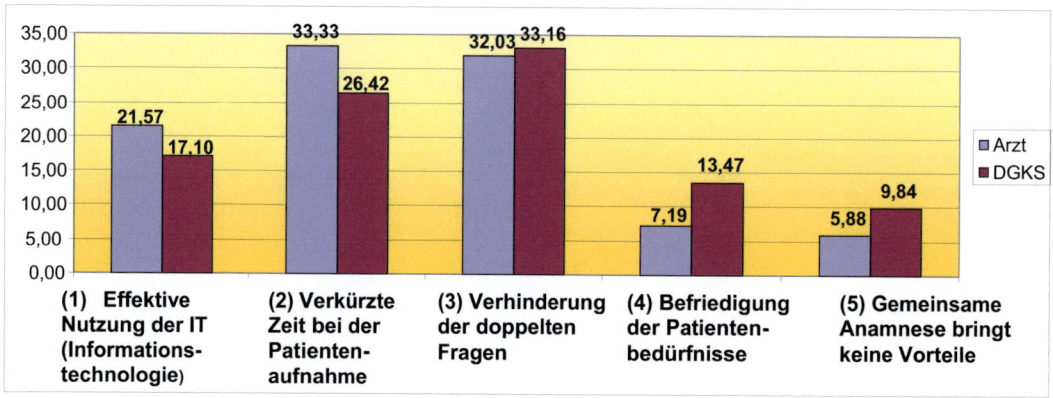

Grafik 12 Vorteile der computergestützten Anamnese ohne Zusammenarbeit

Tabelle 12 und Grafik 12 stellt die Anzahl der Antworten über die Vorteile der gemeinsamen computergestützten Anamnese ohne Zusammenarbeit dar. Die Summe der Antworten bildet 100%, weswegen die Zahlenwerte geändert wurden.

Aus der Summe der Antworten der Ärzte (153; 100%) wurde die „Effektive Nutzung der IT" 33 mal (21,57%) und die „Verkürzte Zeit bei der Patientenaufnahme" 51 mal (33,33%) gewählt. Der Vorteil der „Verhinderung der doppelten Fragen" wurde 49 mal (32,03%) und die „Befriedigung der Patientenbedürfnisse" 11 mal (7,19%) markiert. Die Variante eine „Gemeinsame Anamnese bringt keine Vorteile" wurde 9 mal (5,88%) angekreuzt.

Aus der Summe der Antworten der DGKS (193; 100%) wurde die „Effektive Nutzung der IT" 33 mal (17,10%) und die „Verkürzte Zeit bei der Patientenaufnahme" 51 mal (26,42%) gewählt. Der Vorteil der „Verhinderung der doppelten Fragen" wurde 64 mal (33,16%) und die „Befriedigung der Patientenbedürfnisse" 26 mal (13,47%) markiert. Die Variante eine „Gemeinsame Anamnese bringt keine Vorteile" wurde 19 mal (9,84%) angekreuzt.

Frage 13 Welche Vorteile würde eine gemeinsame Anamnese im Computerprogramm mit Zusammenarbeit des Ärzte- und Pflegepersonals bringen?

Tab. 13 Vorteile der computergestützten Anamnese in Zusammenarbeit

	Antworten	Arzt		DGKS		Gesamt	
		n	%	n	%	n	%
1	Effektive Nutzung der IT (Informationstechnologie)	26	16,25	35	15,09	61	15,56
2	Verkürzte Zeit bei der Patientenaufnahme	35	21,88	65	28,02	100	25,51
3	Verhinderung der doppelten Fragen	65	40,63	74	31,90	139	35,46
4	Befriedigung der Patientenbedürfnisse	25	15,63	43	18,53	68	17,35
5	Gemeinsame Anamnese bringt keine Vorteile	9	5,63	15	6,47	24	6,12
	Summe	**160**	**100,00**	**232**	**100,00**	**392**	**100,00**

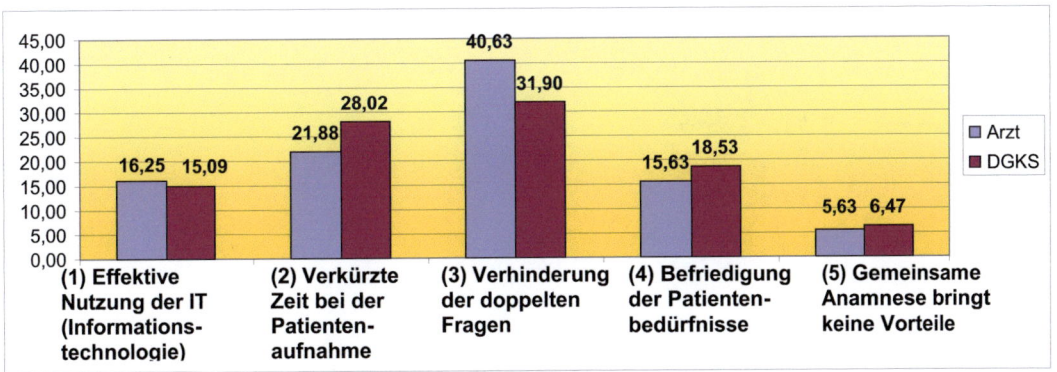

Grafik 13 Vorteile der computergestützten Anamnese in Zusammenarbeit

Tabelle 13 und Grafik 13 stellt die Anzahl der Antworten über die Vorteile der gemeinsamen computergestützten Anamnese in Zusammenarbeit des Ärzte- und Pflegepersonals dar. Die Summe der Antworten bildet 100%, weswegen die Zahlenwerte geändert wurden.

Aus der Summe der Antworten der Ärzte (160; 100%) wurde die „Effektive Nutzung der IT" 26 mal (16,25%) und die „Verkürzte Zeit bei der Patientenaufnahme" 35 mal (21,88%) markiert. Der Vorteil der „Verhinderung der doppelten Fragen" wurde 65 mal (40,63%) und die „Befriedigung der Patientenbedürfnisse" 25 mal (15,63%) markiert. Die Variante eine „Gemeinsame Anamnese bringt keine Vorteile" wurde 9 mal (5,63%) angekreuzt.

Aus der Summe der Antworten der DGKS (232; 100%) wurde die „Effektive Nutzung der IT" 35 mal (15,09%) und die „Verkürzte Zeit bei der Patientenaufnahme" 65 mal (28,02%) markiert. Der Vorteil der „Verhinderung der doppelten Fragen" wurde 74 mal (31,90%) und die „Befriedigung der Patientenbedürfnisse" 43 mal (18,53%) markiert. Die Variante eine „Gemeinsame Anamnese bringt keine Vorteile" wurde 15 mal (6,47%) angekreuzt.

Frage 14 Welche Meinung haben Sie zu einer gemeinsamen Anamnese mit Zusammenarbeit des Ärzte- und Pflegepersonals im Computerprogramm?

Tab. 14 Meinungen über die gemeinsame Anamnese in Zusammenarbeit

Antworten		Arzt		DGKS		Gesamt	
		n	%	n	%	n	%
1	Es ist im Zeitraum von 5 Jahren zu erreichen	10	12,05	21	18,75	31	15,90
2	Es ist im Zeitraum von 3 Jahren zu erreichen	37	44,58	41	36,61	78	40,00
3	Vorbereitung und Durchführung sind ab sofort möglich	18	21,69	24	21,43	42	21,54
4	Eine solche Zusammenlegung ist gar nicht möglich	6	7,23	16	14,29	22	11,28
5	Andere Meinung	12	14,46	10	8,93	22	11,28
	Summe	**83**	**100,00**	**112**	**100,00**	**195**	**100,00**

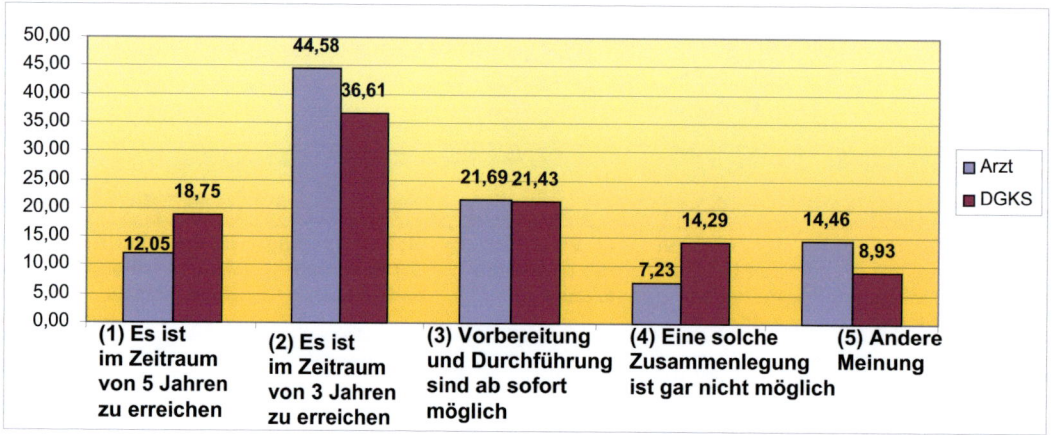

Grafik 14 Meinungen über die gemeinsame Anamnese in Zusammenarbeit

Tabelle 14 und Grafik 14 stellen die Meinungen über die gemeinsame computergestützte Anamnese in Zusammenarbeit des Ärzte- und Pflegepersonals dar.

In der Berufsgruppe „Ärztin/Arzt" (83; 100%) entschieden sich 10 (12,05%) für „im Zeitraum von 5 Jahren" und 37 (44,58%) für „im Zeitraum von 3 Jahren". 18 Ärzte (21,69%) sind der Meinung, dass „die Vorbereitung und Durchführung einer solchen Zusammenlegung ab sofort möglich" sei. 6 Ärzte (7,23%) gaben an, dass „eine solche Zusammenlegung gar nicht möglich" sei. Eine persönliche Meinung gaben 12 Ärzte (14,46%) ab.

In der Berufsgruppe „Schwester/Pfleger" (112; 100%) entschieden sich 21 (18,75%) für „im Zeitraum von 5 Jahren" und 41 (36,61%) für „im Zeitraum von 3 Jahren". 24 Befragte (21,34%) sind der Meinung, dass die „Vorbereitung und Durchführung ab sofort möglich" sei. 16 DGKS (14,29%) gaben an, dass „eine solche Zusammenlegung gar nicht möglich" sei. Eine persönliche Meinung gaben 10 DGKS (8,93%) ab.

Frage 15 Welche Meinung haben Sie zu einer gemeinsamen Anamnese <u>ohne Zusammenarbeit</u> des Ärzte- und Pflegepersonals im Computerprogramm?

Tab. 15 Meinungen über die gemeinsame Anamnese ohne Zusammenarbeit

Antworten		Arzt		DGKS		Gesamt	
		n	%	n	%	n	%
1	Es ist im Zeitraum von 5 Jahren zu erreichen	8	9,64	13	11,61	21	10,77
2	Es ist im Zeitraum von 3 Jahren zu erreichen	26	31,33	35	31,25	61	31,28
3	Vorbereitung und Durchführung sind ab sofort möglich	27	32,53	29	25,89	56	28,72
4	Eine solche Zusammenlegung ist gar nicht möglich	10	12,05	25	22,32	35	17,95
5	Andere Meinung	12	14,46	10	8,93	22	11,28
	Summe	**83**	**100,00**	**112**	**100,00**	**195**	**100,00**

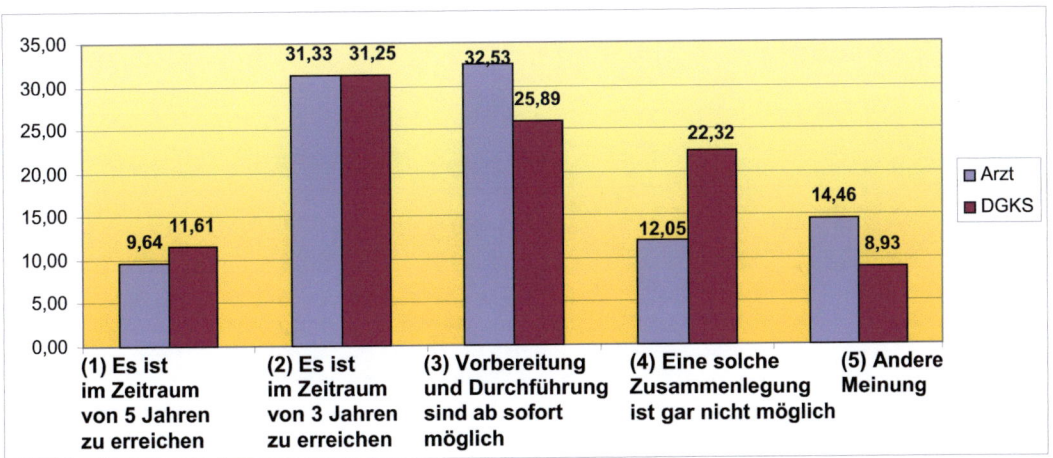

Grafik 15 Meinungen über die gemeinsame Anamnese ohne Zusammenarbeit

Tabelle 15 und Grafik 15 stellen die Meinungen über die gemeinsame computergestützte Anamnese ohne Zusammenarbeit des Ärzte- und Pflegepersonals dar.

In der Berufsgruppe „Ärztin/Arzt" (83; 100%) entschieden sich 8 (9,64%) für „im Zeitraum von 5 Jahren" und 26 (31,33%) für „im Zeitraum von 3 Jahren". 27 Ärzte (32,53%) sind der Meinung, dass die Durchführung ab sofort möglich sei. „Eine solche Zusammenlegung ist gar nicht möglich" wählten 10 Ärzte (12,05%). Eine persönliche Meinung gaben 12 Ärzte (14,46%) ab.

In der Berufsgruppe „Schwester/Pfleger" (112; 100%) entschieden sich 13 (11,61%) für „im Zeitraum von 5 Jahren" und 35 (31,25%) für „im Zeitraum von 3 Jahren". 29 Befragte (25,89%) sind der Meinung, dass die Durchführung ab sofort möglich sei. „Eine solche Zusammenlegung ist gar nicht möglich" wählten 25 DGKS (22,32%). Eine persönliche Meinung gaben 10 DGKS (8,93%) ab.

Frage 16 Wo sehen Sie die Schwierigkeiten bei der Zusammenlegung der medizinischen und pflegerischen Anamnese?

Tab. 16 Schwierigkeiten bei der Zusammenlegung beider Anamnesen

Antworten		Arzt		DGKS		Gesamt	
		n	%	n	%	n	%
1	Jede Veränderung ist anfangs schwer, es ist aber wichtig diese Veränderung in der Praxis zu testen	36	22,93	69	36,32	105	30,26
2	In der Kommunikation	24	15,29	33	17,37	57	16,43
3	Zeitgründe (gemeinsame Anamnese könnte länger dauern)	45	28,66	27	14,21	72	20,75
4	Unterschiedliche Kompetenzen des Ärzte- und Pflegepersonals	37	23,57	43	22,63	80	23,05
5	Im SAP-Programm technisch schwierig	15	9,55	12	6,32	27	7,78
6	Das kann ich nicht beurteilen	0	0,00	6	3,16	6	1,73
	Summe	**157**	**100,00**	**190**	**100,00**	**347**	**100,00**

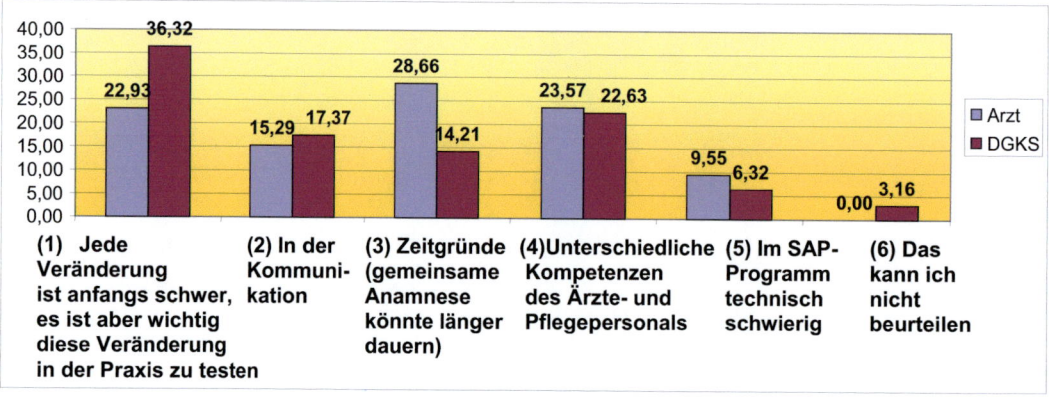

Grafik 16 Schwierigkeiten bei der Zusammenlegung beider Anamnesen

Tabelle 16 und Grafik 16 illustrieren die Schwierigkeiten bei der Zusammenlegung beider Anamnesen aus der Sicht des Ärzte- und Pflegepersonals.

Aus der Summe der Antworten der Ärzte (157; 100%) entschieden sich 36 mal (22,93%) für „Jede Veränderung ist anfangs schwer, es ist aber wichtig diese Veränderung in der Praxis zu testen" und 24 mal (15,29%) für „in der Kommunikation". Auf „die Zeit" wurde 45 mal (28,66%) und auf „Unterschiedliche Kompetenzen des Ärzte- und Pflegepersonals" 37 mal (23,57%) hingewiesen. Die Variante „Im SAP-Programm technisch schwierig" kam 15 mal (9,55%) vor. „Das kann ich nicht beurteilen" wurde nicht gewählt.

Aus der Summe der Antworten der DGKS (190; 100%) entschieden sich 69 mal (36,32%) für die erste Antwort und 33 mal (17,37%) für „in der Kommunikation". Auf „die Zeit" wurde 27 mal (14,21%) und auf „Unterschiedliche Kompetenzen" 43 mal (22,63%) hingewiesen. Die Variante „Im SAP-Programm technisch schwierig" kam 12 mal (6,32%) vor. „Das kann ich nicht beurteilen" wurde 6 mal (3,16%) gewählt.

Frage 17 Technischer Ausfall der IT (Informationstechnologie) im OSS bedeutet für Sie:

Tab. 17 Technischer Ausfall der IT

	Antworten	Arzt		DGKS		Gesamt	
		n	%	n	%	n	%
1	Arbeit mit der Ersatzquelle (Rote Mappe)	45	54,22	97	86,61	142	72,82
2	Stellt verlorene Zeit dar	28	33,73	8	7,14	36	18,46
3	Desorientierung	7	8,43	3	2,68	10	5,13
4	Technisch nicht möglich	0	0,00	0	0,00	0	0,00
5	Das kann ich mir in der heutigen digitalen Welt nicht vorstellen	3	3,61	4	3,57	7	3,59
	Summe	**83**	**100,00**	**112**	**100,00**	**195**	**100,00**

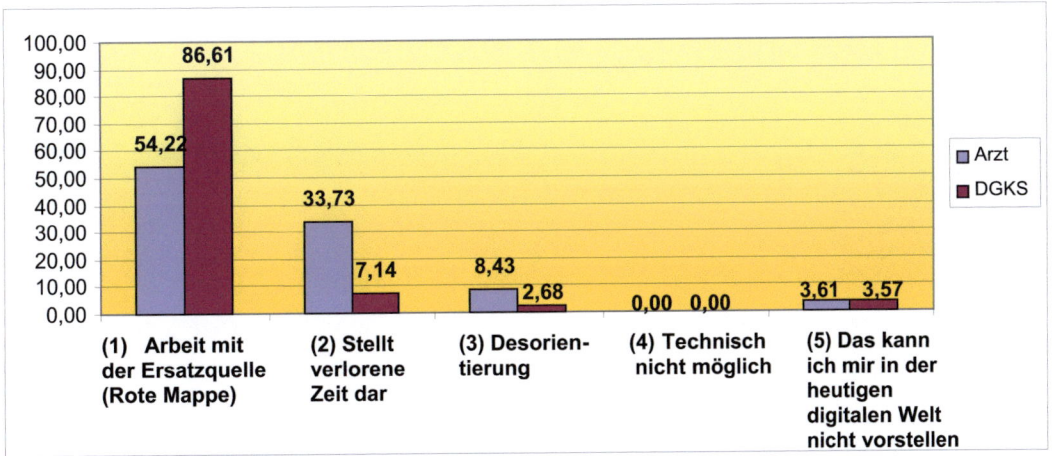

Grafik 17 Technischer Ausfall der IT

Tabelle 17 und Grafik 17 präsentieren die Reaktionen der Befragten auf die Möglichkeit eines technischen Ausfalls der IT.

Von der Berufsgruppe „Ärztin/Arzt" (83; 100%) gaben 45 (54,22%) als richtige Antwort „Arbeit mit der Ersatzquelle (Rote Mappe)" an und 28 (33,73%) „Stellt verlorene Zeit dar". Die Variante „Desorientierung" wurde 7 mal (8,43%) markiert. Die Antwort „Technisch nicht möglich" wurde nicht gewählt. Für die Feststellung „Das kann ich mir in der heutigen digitalen Welt nicht vorstellen" entschieden sich 3 Ärzte (3,61%).

Von der Berufsgruppe „Schwester/Pfleger" (112; 100%) gaben 97 (86,61%) als richtige Antwort „Arbeit mit der Ersatzquelle (Rote Mappe)" an und 8 (7,14%) „Stellt verlorene Zeit dar". Die Variante „Desorientierung" wurde 3 mal (2,68%%) markiert. Die Antwort „Technisch nicht möglich" wurde nicht gewählt. Für die Feststellung „Das kann ich mir in der heutigen digitalen Welt nicht vorstellen" entschieden sich 4 DGKS (3,57%).

Frage 18 Welche Aufgaben erfüllt der Arbeitskreis Pflegedatenbank (PDB) im OSS?

Tab. 18 Aufgaben des Arbeitskreises Pflegedatenbank im OSS

Antworten		Arzt		DGKS		Gesamt	
		n	%	n	%	n	%
1	Arbeitskreis Pflegedatenbank (PDB) evaluiert die Effektivität der IT (Informationstechnologie) in der Pflege	78	93,98	107	95,54	185	94,87
2	Server-Wartung	0	0,00	1	0,89	1	0,51
3	Client-Wartung	0	0,00	0	0,00	0	0,00
4	Installation der Patienten-Bildschirme	0	0,00	1	0,89	1	0,51
5	OSS hat keinen Arbeitskreis Pflegedatenbank (PDB)	5	6,02	3	2,68	8	4,10
	Summe	**83**	**100,00**	**112**	**100,00**	**195**	**100,00**

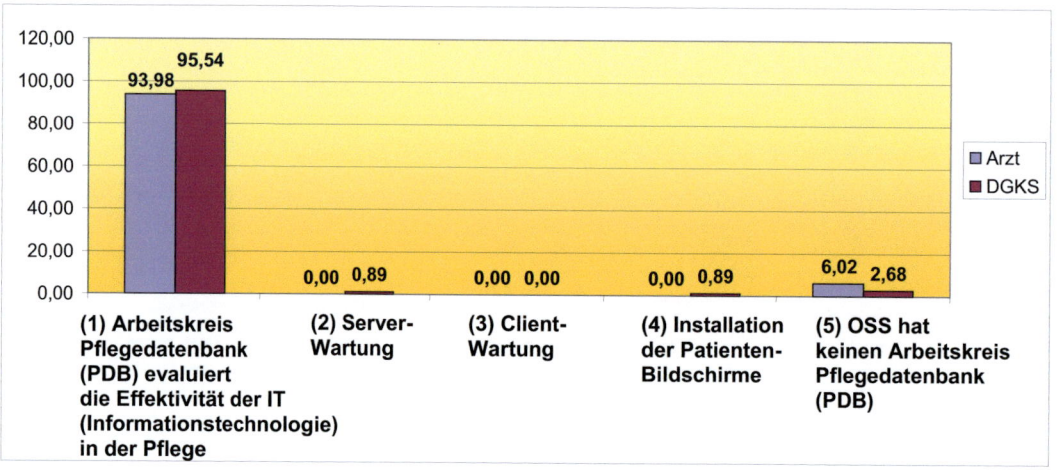

Grafik 18 Aufgaben des Arbeitskreises Pflegedatenbank im OSS

Tabelle 18 und Grafik 18 stellen die Kenntnisse der Befragten in Bezug auf die Aufgaben des Arbeitskreises Pflegedatenbank im Orthopädischen Spital Speising dar.

Von der Berufsgruppe „Ärztin/Arzt" (83; 100%) gaben 78 (93,98%) als richtige Antwort „Arbeitskreis Pflegedatenbank (PDB) evaluiert die Effektivität der IT in der Pflege" an. Die Antwortmöglichkeiten „Server- und Client-Wartung" sowie „Installation der Patienten-Bildschirme" wurden seitens der befragten Ärzte nicht gewählt. Die letzte Variante „OSS hat keinen Arbeitskreis Pflegedatenbank (PDB)" markierten 5 Ärzte (6,02%).

Von der Berufsgruppe „Schwester/Pfleger" (112; 100%) gaben 107 (95,54%) als richtige Antwort „Arbeitskreis Pflegedatenbank (PDB) evaluiert die Effektivität der IT in der Pflege" an. Die „Server-Wartung" wurde einmal (0,89%) markiert. Die Möglichkeiten „Client-Wartung" sowie „Installation der Patienten-Bildschirme" wurden nicht gewählt. Die Variante „OSS hat keinen Arbeitskreis Pflegedatenbank (PDB)" markierten 3 DGKS (2,68%).

Frage 19 Das SAP-Programm im OSS wird genützt zur:

Tab. 19 Nutzung des SAP-Programms im OSS

Antworten		Arzt		DGKS		Gesamt	
		n	%	n	%	n	%
1	Bestellung des Röntgentermins, der Physiotherapie, der Spirometrie, des EKG, der Konsiliaruntersuchungen, Labor, der Medikamente etc.	83	100,00	110	98,21	193	98,97
2	Bücher-Bestellung	0	0,00	2	1,79	2	1,03
3	Zur händischen Papierdokumentation	0	0,00	0	0,00	0	0,00
4	OSS nützt dieses Programm gar nicht	0	0,00	0	0,00	0	0,00
5	Zur Installation der Patienten-Bildschirme	0	0,00	0	0,00	0	0,00
	Summe	83	100,00	112	100,00	195	100,00

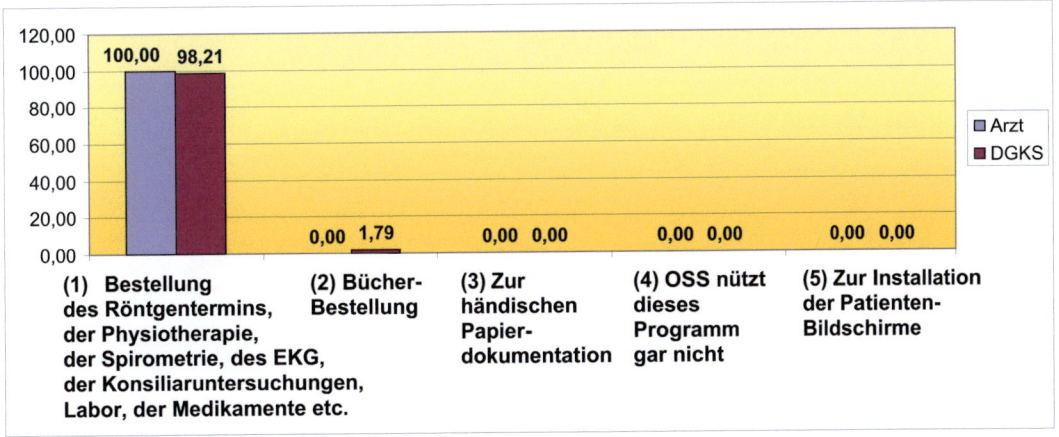

Grafik 19 Nutzung des SAP-Programms im OSS

Tabelle 19 und Grafik 19 illustrieren die theoretischen und praktischen Kenntnisse der befragten Personen über die Nutzung des SAP-Programms im OSS.

In der Berufsgruppe „Ärztin/Arzt" (83, 100%) definierten 83 (100%) als richtige Antwort der Nutzung des SAP-Programms „Bestellung des Röntgentermins, der Physiotherapie, der Spirometrie, des EKG, der Konsiliaruntersuchungen, Labor, der Medikamente etc.". Alle anderen Antwortmöglichkeiten wurden nicht gewählt.

In der Berufsgruppe „Schwester/Pfleger" (112, 100%) definierten 110 (98,21%) als richtige Antwort „Bestellung des Röntgentermins, der Physiotherapie, der Spirometrie, des EKG, der Konsiliaruntersuchungen, Labor, der Medikamente etc." Die Variante „Bücher-Bestellung" wählten 2 Befragte (1,79%). Weitere Antwortmöglichkeiten wurden nicht gewählt.

Frage 20 Sind Sie damit einverstanden, dass auf Patienten-Bildschirmen oberhalb des Patienten-Bettes Informationen über Ärzte- und Pflegepersonal (Name und Foto) der jeweiligen Station für Patienten sichtbar werden?

Tab. 20 Ausdruck der Zustimmung, Ablehnung (Name und Foto)

	Antworten	Arzt		DGKS		Gesamt	
		n	%	n	%	n	%
1	Ja, ich bin damit einverstanden	48	57,83	35	31,25	83	42,56
2	Ich bin damit eher einverstanden	16	19,28	16	14,29	32	16,41
3	Das kann ich nicht beurteilen	3	3,61	10	8,93	13	6,67
4	Ich bin damit eher nicht einverstanden	8	9,64	12	10,71	20	10,26
5	Nein, ich bin damit nicht einverstanden	8	9,64	39	34,82	47	24,10
	Summe	**83**	**100,00**	**112**	**100,00**	**195**	**100,00**

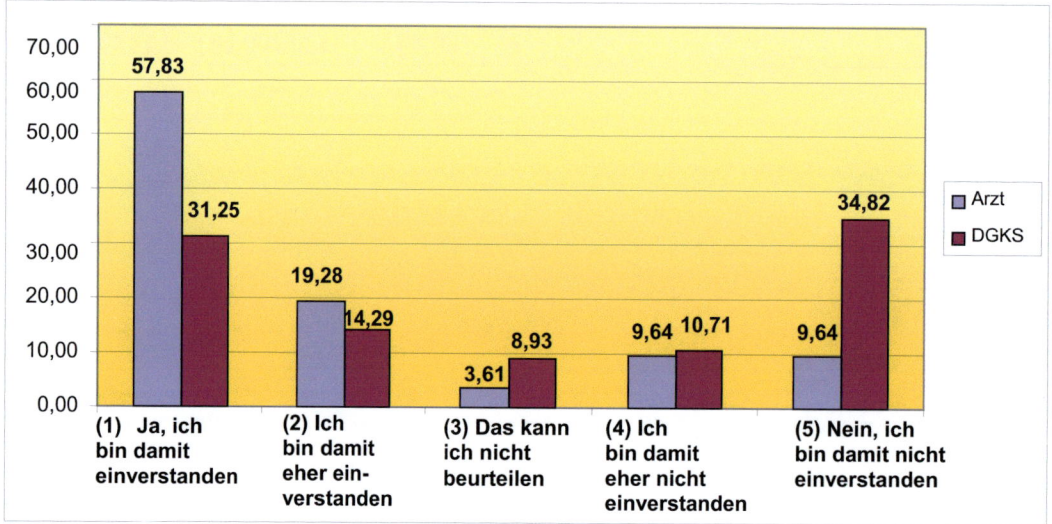

Grafik 20 Ausdruck der Zustimmung, Ablehnung (Name und Foto)

Tabelle 20 und Grafik 20 präsentieren die Zustimmung oder Ablehnung der Befragten über die Veröffentlichung der Informationen über Ärzte- und Pflegepersonal (Name und Foto) der jeweiligen Station auf Patienten-Bildschirmen.

In der Berufsgruppe „Ärztin/Arzt" (83; 100%) gaben 48 (57,83%) an, dass sie „einverstanden sind" und 16 (19,28%) „eher einverstanden". „Das kann ich nicht beurteilen" markierten 3 Ärzte (3,61%). „Eher nicht einverstanden" wurde von 8 Ärzten (9,64%) und „nein, ich bin damit nicht einverstanden" von 8 (9,64%) angegeben.

In der Berufsgruppe „Schwester/Pfleger" (112; 100%) gaben 35 (31,25%) an, dass sie „einverstanden sind" und 16 (14,29%) „eher einverstanden". „Das kann ich nicht beurteilen" markierten 10 DGKS (8,93%). „Eher nicht einverstanden" wurde von 12 Befragten (10,71%) und „nein" von 39 (34,82%) angegeben.

Frage 21 Sind Sie damit einverstanden, dass auf Patienten-Bildschirmen oberhalb des Patienten-Bettes Informationen über die Tagespräsenz des Ärzte- und Pflegepersonals für Patienten sichtbar werden?

Tab. 21 Ausdruck der Zustimmung, Ablehnung (Tagespräsenz)

Antworten		Arzt		DGKS		Gesamt	
		n	%	n	%	n	%
1	Ja, ich bin damit einverstanden	35	42,17	48	42,86	83	42,56
2	Ich bin damit eher einverstanden	18	21,69	22	19,64	40	20,51
3	Das kann ich nicht beurteilen	1	1,20	12	10,71	13	6,67
4	Ich bin damit eher nicht einverstanden	12	14,46	3	2,68	15	7,69
5	Nein, ich bin damit nicht einverstanden	17	20,48	27	24,11	44	22,56
	Summe	**83**	**100,00**	**112**	**100,00**	**195**	**100,00**

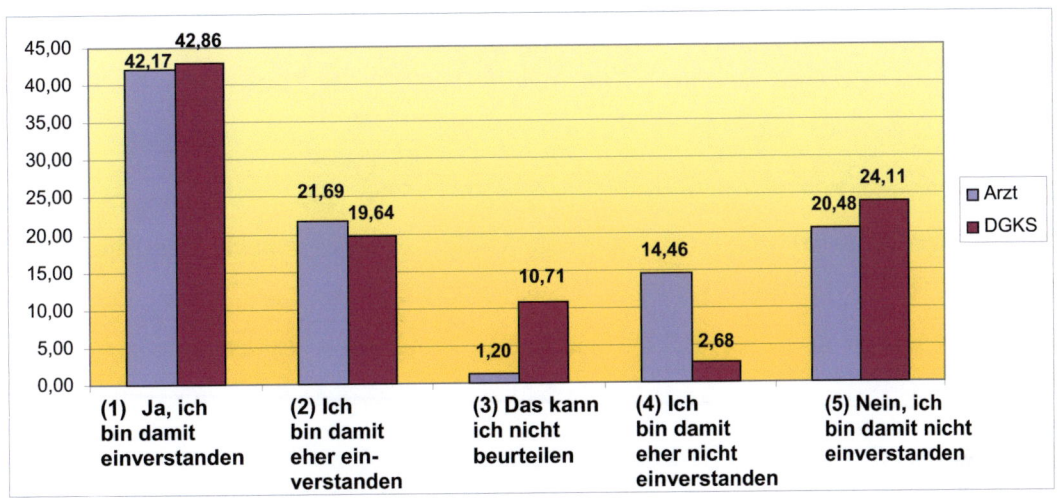

Grafik 21 Ausdruck der Zustimmung, Ablehnung (Tagespräsenz)

Tabelle 21 und Grafik 21 präsentieren die Zustimmung oder Ablehnung der Befragten über die Veröffentlichung der Informationen über die Tagespräsenz des Ärzte- und Pflegepersonals der jeweiligen Station auf Patienten-Bildschirmen.

Von der Berufsgruppe „Ärztin/Arzt" (83; 100%) gaben 35 (42,17%) an, dass sie „einverstanden sind" und 18 (21,69%) „eher einverstanden". „Das kann ich nicht beurteilen" wählte ein Arzt (1,20%). 12 Ärzte (14,46%) entschieden sich für „eher nicht einverstanden" und 17 (20,48%) für „nein, ich bin damit nicht einverstanden".

Von der Berufsgruppe „Schwester/Pfleger" (112; 100%) gaben 48 (42,86%) an, dass sie „einverstanden sind" und 22 (19,64%) „eher einverstanden". „Das kann ich nicht beurteilen" wählten 12 Befragte (10,71%). 3 DGKS (2,68%) entschieden sich für „eher nicht einverstanden" und 27 (24,11%) für „nein, ich bin damit nicht einverstanden."

7.13 Diskussion

Die schrittweise Implementierung der IKT in alle Bereiche der Gesundheits- und Krankenpflege und die dadurch gewonnenen Erfahrungen und Erkenntnisse geben uns die Möglichkeit zur Nutzung der Attribute der modernen Zeit. Eine effektive Bewerkstelligung der Pflege bedeutet, die Instrumente und Tools der IKT richtig zu nutzen. Die Forschung zielt eindeutig auf die Untersuchung der IKT- Nutzung in Gegebenheiten des Orthopädischen Spitals Speising ab.

Der empirische Teil der vorliegenden Studie untersucht die Möglichkeiten der computergestützten Zusammenlegung der medizinischen und pflegerischen Anamnese, da die gegenwärtige Identität der Fragen beider Anamnesen eindeutig ist. Die Meinungen des Ärzte- und Pflegepersonals zu einer möglichen gemeinsamen Anamnese im Computerprogramm wurden mit Hilfe der Fragebögen gesammelt. Die effektive Nutzung der Kreativität in der Software steigert die Qualität der angebotenen Pflegedienstleistung.

Zur vordefinierten Problematik wurden Forschungsfragen formuliert, welche als Instrumente der gesetzten Ziele zu werten sind. An den Umfragen nahmen beide Berufsgruppen – Ärztin/Arzt 83 (100,00%) und Schwester/Pfleger 112 (100%) teil. Zur Übersicht der gewonnen Informationen in Bezug auf die untersuchte Problematik werden in der folgenden Diskussion beide Berufsgruppen als Summe der befragten Personen 195 (100%) angegeben.

Aufgrund der überdurchschnittlichen Anteilnahme für die Forschungsproblematik wurden statt den ursprünglich geplanten 120 Fragebögen schlussendlich insgesamt 213 ausgeteilt und die Anzahl der retournierten Fragebögen wurde auf 195 erhöht. Die Teilnehmer äußerten Interesse an den Endergebnissen der Untersuchung, welche in der Folge diskutiert werden.

Bei dem Vorschlag einer computergestützten Zusammenlegung der medizinischen und pflegerischen Anamnese handelt es sich um einen einmaligen Anstoß. Es wurde in keiner Fachliteratur zu Pflegeinformatik und Geschichte der Pflegequellen gefunden, wo eine Zusammenlegung zweier Anamnesen verschiedener Dimensionen betrachtet wurde.

Aus diesem Grund wurde in der Diskussion jede einzelne Fragebogenfrage gründlich analysiert und kritisch betrachtet.

Die Meinungen des Ärzte- und Pflegepersonals, die im Rahmen der durchgeführten Forschung gewonnen wurden, sind bemerkenswert und sehr interessant. Die Forschungsergebnisse unterstützen den Vorschlag und legen vor allem auf die enge Zusammenarbeit des Ärzte- und Pflegepersonals hohen Wert.

Mit Hilfe der demografischen Fragen im einleitenden Teil des Fragebogens wurde die Zusammensetzung beider Berufsgruppen (Ärzte und diplomiertes Pflegepersonal) sowie deren Altersgruppen und Geschlecht untersucht.

Frage Nr. 1 hatte das Geschlecht der befragten Personen zum Thema. Die Ergebnisse belegen, dass die Mehrheit der befragten Personen weiblich war. Aus der Gesamtgruppe 195 (100%) waren 129 weiblich (66,15%) und 66 männlich (33,85%).

Frage Nr. 2 teilte die befragten Personen in vordefinierte Altersgruppen ein. Die Ergebnisse zeigen, dass sich die Mehrheit der Ärzte und Pflegepersonen (100 = 51,28%) in der Altersgruppe von 31 – 45 Jahren befindet. Als zweites folgte die Altersgruppe von 46 – 60 Jahren mit 54 befragten Personen (27,69%). Grafik 2 stellt die Altersgruppenverteilung der teilnehmenden Ärzte- und Pflegepersonen dar.

Frage Nr. 3 teilte die Befragten in zwei Berufsgruppen auf. Aus der Gesamtgruppe 195 (100%) waren 83 (42,56%) der Berufsgruppe der Ärzte und 112 (57,44%) der Berufsgruppe der DGKS zuzuteilen. Die Ergebnisse belegen, dass die Mehrheit der Befragten der Berufsgruppe der DGKS angehörte. In den Tabellen und Grafiken wurden beide Berufsgruppen miteinander verglichen. Die 83 Ärztinnen und Ärzte (100%) bildeten die eine, die 112 diplomierten Schwestern und Pfleger (100%) die andere untersuchte Berufsgruppe.

Die Forschungsfrage 1:

Verfügen Ärzte und diplomiertes Pflegepersonal über grundlegende Theoriekenntnisse des Pflegeprozess mit Fokus Pflegeanamnese?

Zur Erreichung des ersten Zieles und zur Untersuchung der ersten Forschungsfragen wurden die Fragen Nr. 4, 5, und 6 bestimmt.

Die Untersuchung der Antworten auf die **Fragebogenfrage Nr. 4** zeigt, dass 48 (57,83%) der Ärzte und 98 (87,50%) der diplomierten Pflegepersonen den Pflegeprozess als Methode der Gesundheits- und Krankenpflege richtig definierten. Daraus folgt, dass die größere Mehrheit (146; 74,87%) der insgesamt 195 (100%) Befragten theoretische Kenntnisse über die Methode der Krankenpflege verfügt.

Die Ergebnisse der **Fragebogenfrage Nr. 5** belegen, dass 68 (81,93 %) der Ärzte und 95 (84,82%) der Pflegepersonen die richtige Definition der Pflegeanamnese auswählten. In der vorliegenden Arbeit wurde die Pflegeanamnese nach Stefan, et al. (2003, S. 17) definiert: Die

Pflegeanamnese ist eine systematische Methode zur Sammlung der relevanten Daten über den Patienten zur Definition seiner Schwierigkeiten für pflegerische Maßnahmen. Grafik 5 stellt die Anteilnahme der richtigen Antworten der Befragten dar. Von insgesamt 195 Befragten (100%) verfügt die überwiegende Mehrheit (163; 83,59%) über adäquate theoretische Kenntnisse der Pflegeanamnese.

Die Auswertung der **Fragebogenfrage Nr. 6** zeigt, dass 19 (22,89%) der Ärzte und 91 (81,25%) der Pflegepersonen die richtige Struktur der Pflegeanamnese in der Pflegedatenbank markierte. Grafik 6 präsentiert die prozentuellen Anteile der richtigen Antworten, aber auch die relativen Unterscheide zwischen dem Anteil der richtigen Antworten der Ärzte und DGKS. Die klar geregelten Kompetenzen des diplomierten Pflegepersonals in Bezug auf die Pflegemodelle der Pflegeanamnese begründen die höhere prozentuelle Anteilnahme der richtigen Antworten bei den diplomierten Pflegepersonen im Vergleich zu den Ärzten. Die größere Mehrheit der Ärzte (62; 74,70%) wählte die Antwortmöglichkeit „ich weiß es nicht".

In der Forschungsfrage 1 und in den untersuchten Fragebogenfragen 4,5,6 wurden die grundlegenden Kenntnisse über den Pflegeprozess mit dem Schwerpunkt auf die Pflegeanamnese untersucht. Die Ergebnisse belegen, dass die Ärzte und DGKS über grundlegendes theoretisches Wissen verfügen. Für die computergestützte Zusammenführung der medizinischen und pflegerischen Anamnese sind Kenntnisse der Pflegeanamnese erforderlich. Es gestaltet sich schwierig, zwei Anamnesen diverser Berufsgruppen mit unterschiedlichen Kompetenzen ohne Kenntnisse über deren Grundlagen zusammenzulegen.

Die Forschungsfrage 2

> **Erkennen Ärzte und diplomiertes Pflegepersonal die Nachteile einer getrennten medizinischen und pflegerischen Anamnese mit Hilfe eines Computer-Programms an?**

Zur Erreichung des zweiten Forschungszieles und zur Untersuchung der zweiten Forschungsfrage wurden Fragbogenfragen Nr. 7, 8 und 9 formuliert.

Anhand der Ergebnisse der Antworten auf die **Fragebogenfrage Nr. 7**, welche die Meinungen der Ärzte und DGKS auf die überwiegende Mehrheit der identischen Fragen beider Anamnesen erforscht, kann geschlussfolgert werden, dass die Befragten die Duplizität der Fragen zugeben. Von den insgesamt 195 (100%) Befragten wählten 112 Personen (57,44%) „ja, ich weiß" als Antwort, womit sie die Duplizität der Fragen aus eigener Erfahrung bestätigten. Die Antwortmöglichkeit „eher ja, als nein" markierten 46 (23,59%) Teilnehmer. Aus der Evaluierung der Fragebogenfrage Nr. 7 wirkt deutlich, dass mehr als die Hälfte der

Befragten über die Mehrheit der identischen Fragen in der medizinischen und pflegerischen Anamnese Bescheid weiß.

In der **Fragebogenfrage Nr. 8** haben die Teilenehmer zur Aufgabe, den prozentuellen Anteil der sich wiederholenden Fragen in der medizinischen und pflegerischen Anamnese einzuschätzen. Die Mehrheit (93; 47,69%) von insgesamt 195 (100%) der befragten Ärzte und DGKS schätzte aus eigenen Erfahrungen die Fragenidentität beider Anamnesen auf „60%". An zweiter Stelle kam die Antwortmöglichkeit „80%". Diese wählten 45 (23,08%) der Befragten. An dritter Stelle kam die Variante „40%", welche 42 (21,54%) der Teilnehmer wählten. Als vierte Position kam die Möglichkeit „20%", welche von 14 (7,18%) der Befragten angekreuzt wurde. Anhand der Antworten kann festgehalten werden, dass die Befragten aufgrund der praktischen Erfahrungen zur höheren prozentuellen Einschätzung der sich wiederholenden Fragen der medizinischen und pflegerischen Anamnese neigen.

Folglich wurde auf die Patientenreaktionen zu den sich wiederholenden Fragen beider Anamnesen aus der Sicht des Ärzte- und Pflegepersonals eingegangen. Die **Fragenbogenfrage Nr. 9** befasst sich mit den Patientenreaktionen auf die identischen Fragen der Anamnesen. Die Duplizität der Fragen ist aus der Forschungsproblematik ersichtlich. Aus den Ergebnissen der Befragung geht hervor, dass die Mehrheit der Befragten mit negativen Reaktionen seitens der Patienten auf die sich wiederholenden Fragen in beiden Anamnesen angesprochen wurde. Aus der Gesamtgruppe 195 (100%) gaben 104 (53,33%) der befragten Personen an, dass sie darauf bereits seitens der Patienten hingewiesen wurden. Die alternative Antwortmöglichkeit „Ja, die Patienten beschweren sich bei mir darüber immer wieder" wählten 53 (27,18%) der Befragten. Die Variante „Den Patienten ist sehr oft unangenehm auf doppelte Fragen zu antworten" markierten 19 (9,74%) der Teilnehmer. Keine negativen Reaktionen seitens der Patienten in Hinsicht auf die sich wiederholenden Fragen beider Anamnesen gaben 19 (9,75%) der Befragten an, welche die Antworten „Davon weiß ich nichts", bzw. „Nein, die Patienten beschweren sich bei mir nie" wählten.

Die Forschungsfrage 2 untersucht anhand der Fragebogenfragen Nr. 7, 8 und 9 die Ansichten der Befragten im Zusammenhang mit den sich wiederholenden Fragen beider Anamnesen und die separate Durchführung der medizinischen und pflegerischen Anamnese. Die identischen Fragen beider Anamnesen werden zur grundlegenden Problematik auf dem Weg zur Qualitätssteigerung in der Gesundheit- und Krankenpflege. Die Befragten geben in ihren Antworten auf die Fragebogenfragen die Duplizität der Fragen anhand der eigenen Erfahrungen zu, und schätzen diese auf „60%". Beide Berufsgruppen weisen auf die negativen Reaktionen seitens der Patienten hin.

Die Forschungsfrage 3

> **Welche Meinungen haben Ärzte und diplomiertes Pflegepersonal zu der Zusammenführung der medizinischen und pflegerischen Anamnese im Computer-Programm mit oder ohne Zusammenarbeit des Ärzte- und Pflegepersonals?**

Zur Erreichung des dritten Forschungszieles und zur Untersuchung der dritten Forschungsfrage wurden die Fragbogenfragen Nr. 10, 11, 12, 13, 14, 15 und 16 formuliert.

Die Implementierung der IKT in alle Bereiche der Pflege, sowie die Computerkenntnisse und -erfahrungen ermöglichen die kreative und effektive Nutzung dieses Tools. Die Pflegeinformatik gibt die Motivation und Vision, vergangene Prozesse zu effektiveren und zu rationalisieren.

Zur Lösung der evidenten Problematik schlägt die Autorin die computergestützte Zusammenlegung beider Anamnesen vor, wobei die benützte Software abschließend beide Anamnesen separat ausgeben sollte. Eine solche Zusammenlegung würde beide Anamnesen auf dem Computerbildschirm gegenüberstellen und eine Übernahme der Patientenantworten von der medizinischen in die pflegerische Anamnese und umgekehrt ermöglichen. Diese Maßnahme würde das Auftreten der sich wiederholenden Fragen beseitigen. Zum Schluss sollte das benutzte Programm die medizinische oder pflegerische Anamnese herausfiltern und in der Medizinische- und Pflegedatenbank speichern.

Die grundlegende Frage dabei bleibt, wie sich dann die Anamnesegespräche gestalten würden. Hierzu gibt es zwei Alternativen: Anamnesegespräch in Zusammenarbeit des Ärzte- und Pflegepersonals oder getrennt. Die Antwort darauf folgt in der anschließenden Diskussion.

Aus den Ergebnissen der **Fragenbogenfrage Nr. 10** geht hervor, dass sich die Mehrheit der Befragten eine mögliche gemeinsame Anamnese im Computerprogramm vorstellen kann. Aus den insgesamt 195 (100%) Teilnehmern wählte die Mehrheit (123; 63,08%) die Antwortmöglichkeit „Ja, kann ich mir vorstellen". Die zweite Antwort „Eher ja, als nein" markierten 34 (17,44%) der Teilnehmer. Die visuelle Negation „Eher nein, als ja" bestätigten 23 (11,79%) der Befragten und die Möglichkeit „Nein, kann ich mir nicht vorstellen" wählten 8 (4,10%) der Befragten. Die computergestützte Zusammenlegung der medizinischen und pflegerischen

Anamnese hängt eng mit der Implementierung der IKT in die Gesundheits- und Krankenpflege und mit der ununterbrochenen effektiven Nutzung ihrer Instrumente zusammen.

Aus der Auswertung der **Fragebogenfrage Nr. 11** kann festgehalten werden, dass die Mehrheit der Befragten mit der computergestützten Zusammenlegung beider Anamnesen überein stimmt. Die einzige Frage, die man sich stellen muss, ist die, in welche Richtung man sich entscheiden wird. Dazu gibt es zwei Möglichkeiten:

- Anamnesegespräch in Zusammenarbeit des Ärzte- und Pflegepersonals oder
- Anamnesegespräch ohne Zusammenarbeit des Ärzte- und Pflegepersonals

Aus insgesamt 195 (100%) der Befragten neigten 110 (56,41%) zum Lösungsvorschlag „einer gemeinsamen Anamnese im Computer mit Zusammenarbeit des Ärzte- und Pflegepersonals". Die zweite alternative Antwortmöglichkeit „einer gemeinsamen Anamnese im Computer ohne Zusammenarbeit des Ärzte- und Pflegepersonals" wählten 60 (30,77%) der befragten Ärzte und DGKS. Die Möglichkeit „einer gemeinsamen Anamnese im Computer im Preambulanzbereich" markierten 8 (4,10%) der befragten Personen. Der negativen Antwort „diese Probleme kann man nicht lösen" stimmten 11 (5,64%) der Befragten zu. „Andere Problemlösung" boten 6 (3,08%) der befragten Ärzte und DGKS. Ihre Problemlösungsvorschläge beinhalten interessante Möglichkeiten, demonstrieren aber auch manche Veränderungssorgen.

Zur Veranschaulichung sucht die Autorin folgende Problemlösungsvorschläge aus:

- Das Anamnesegespräch sollte gemeinsam stattfinden, die Dokumentation und Speicherung der Daten allerdings getrennt
- Der Patient antwortet oft unterschiedlich auf einzelne Fragestellungen; Mehrfachfragen - teilweise besser für Sicherheit
- Gute Frage, wie man es lösen könnte

Bei der **Fragebogenfrage Nr. 12** hatten die Befragten die Möglichkeit mehrere der angebotenen Antworten auszuwählen. Die Summe der Antworten bildete 100% weswegen die Zahlenwerte geändert wurden. In den Antworten wurden mehrere Vorteile und ein Nachteil zur Auswahl angeboten. Aus den Ergebnissen geht hervor, dass sich die befragten Personen in vollem Umfang der Vorteile einer gemeinsamen Anamnese ohne Zusammenarbeit des Ärzte- und Pflegepersonals bewusst sind.

Aus der Summe aller Antworten 346 (100%) wurden die Vorteile wie „Effektive Nutzung der IT", „Verkürzte Zeit bei der Patientenaufnahme", „Verhinderung der doppelten Fragen" und

„Befriedigung der Patientenbedürfnisse" 318 mal (91,91%) markiert. Die negative Gegenüberstellung eine „gemeinsame Anamnese bringt keine Vorteile" wählten die befragten Personen 28 mal (8,09%). Grafik 12 veranschaulicht die Summe der Antworten auf die einzelnen positiven und eine negativen Antwortmöglichkeiten.

In der **Fragebogenfrage Nr. 13** wurden zu Vergleichszwecken dieselben Antworten angeführt wie in der Frage Nr. 12. Die Autorin untersuchte die Vorteile bei der zweiten alternativen Möglichkeit der gemeinsamen Anamnese in Zusammenarbeit des Ärzte- und Pflegepersonals. In der Auswertung ist ersichtlich, dass die befragten Personen auch diesem Lösungsvorschlag positiv gegenüberstehen. Aus der Summe aller Antworten 392 (100%) wurden die Vorteile der gemeinsamen computergestützten Anamnese 368 mal (93,88%) markiert. Die negative Gegenüberstellung eine „gemeinsame Anamnese bringt keine Vorteile" wurde dagegen nur 24 mal (6,12%) angegeben.

Das große prozentuelle Aufscheinen der Reaktionen auf die Vorteile in beiden Fragebogenfragen 12 und 13 welche sich in der Möglichkeit des gemeinsamen Anamnesegesprächs mit oder ohne Zusammenarbeit des Ärzte- und Pflegepersonals unterschieden, bezeugen die positive Einstellung der Befragten gegenüber der angestrebten Veränderung in Form einer medizinisch-technischen Innovation.

Die **Fragebogenfrage Nr. 14** untersuchte, ob eine gemeinsame computergestützte Anamnese in Zusammenarbeit des Ärzte- und Pflegpersonals, aus der Sicht der Ärzte und DGKS überhaupt möglich ist. Tabelle 14 und Grafik 14 stellen die Meinungen der Befragten auf eine gemeinsame Anamnese im Computerprogramm in Zusammenarbeit des Ärzte- und Pflegepersonals dar. Von insgesamt 195 (100%) der Befragten wählten 78 (40,00%) die Antwortmöglichkeit „Es ist im Zeitraum von 3 Jahren zu erreichen". Mit dem Vorschlag „Vorbereitung und Durchführung sind ab sofort möglich" stimmten 42 (21,54%) der Befragten überein. Die Alternative „Es ist im Zeitraum von 5 Jahren zu erreichen" wählten 31 (15,90%) der befragten Personen. Die negative Möglichkeit, dass „eine solche Zusammenlegung gar nicht möglich ist", wählten 22 (11,28%) des befragten Ärzte- und Pflegepersonals. Anderer Meinung waren 22 (11,28%) der Befragten. Diese umfassen interessante Meinungen und Einstellungen einerseits, aber auch negative Ansichten zum unterbreiteten Lösungsvorschlag anderseits.

Zur Veranschaulichung sucht die Autorin folgende Aussagen aus:
- es ist nicht möglich einzuschätzen, in welchem Zeitraum eine solche Umsetzung möglich ist

- ob es möglich sein wird, ist die Frage unterschiedlicher Kompetenzen, aber stets ist die Durchführung in Zusammenarbeit des Ärzte- und Pflegepersonals bei einer gemeinsamer Anamnese im Computer- Programm zu bevorzugen
- ich bin mir nicht sicher, ob dieses Modell im Zeitraum von 5 Jahren möglich ist, eher später
- das ist schwer zu beurteilen, theoretisch wäre es möglich, es wird aber die Zusammenarbeit des Ärzte- und Pflegepersonals benötigt
- eine Umsetzung ist innerhalb eines Jahres möglich
- die Veränderung wird sehr schwer sein, man sollte es aber trotzdem versuchen
- es ist eher eine finanzielle Frage
- prinzipiell sofort im Computer- Programm umsetzbar, oder ist es ein IT Problem?
- eventuell nur eine Teilanamnese gemeinsam durchführen, es ist logistisch schwierig
- aufgrund des Zeitfaktors eher schwer zu realisieren
- aus organisatorischen Gründen ist eine zeitgleiche Anamnese gemeinsam nicht möglich
- eine gemeinsame Anamnese in der Zusammenarbeit des Ärzte- und Pflegepersonals hat keinen Zweck

Aus der Evaluierung kann resümiert werden, dass die Einführung einer gemeinsamen computergestützten Anamnese im Zeitraum von 3 Jahren bzw. mit einer sofortigen Vorbereitungs- und Durchführungsphase möglich ist. Die Befragten reagierten in der Mehrheit positiv gegenüber dem unterbreiteten Lösungsvorschlag. Nur einige wenige der Befragten (22 - ein geringer Prozentsatz 11,28%) sehen diesen als unrealistisch an.

In der **Fragebogenfrage Nr. 15** wurden zu Vergleichszwecken dieselben Antworten angeführt wie in der Frage Nr. 14. Diese Frage untersuchte die Meinungen von Ärzten und DGKS bei der zweiten alternativen Möglichkeit der gemeinsamen Anamnese ohne Zusammenarbeit. Aus der Auswertung ist ersichtlich, dass die befragten Personen auch diesem Lösungsvorschlag ohne Zusammenarbeit des Ärzte- und Pflegepersonals positiv gegenüberstehen. Von insgesamt 195 (100%) Befragten gaben 61 (31,28%) an, dass eine Umsetzung „im Zeitraum von 3 Jahren zu erreichen" sei. Mit dem Vorschlag, dass die „Vorbereitung und Durchführung ab sofort möglich sind", erklärten sich 56 (28,72%) der Teilnehmer einverstanden. Die Antwortmöglichkeit „im Zeitraum von 5 Jahren" wurde von 21 (10,77%) Personen gewählt. Die negative Alternative „Eine solche Zusammenlegung ist gar nicht möglich" markierten 35 (17,95%) der Befragten. Somit kam die negative Beurteilung der Zusammenlegung beider

Anamnesen an die dritte Stelle, was höher ist, als in der Fragebogenfrage 14. Aus diesem Grund kam die Autorin zu dem Schluss, dass 35 (17,95%) der Befragten nicht mit einer gemeinsamen Anamnese ohne Zusammenarbeit des Ärzte- und Pflegepersonals einverstanden sind. „Anderer Meinung" waren 22 (11,28%) der befragten Personen. Ihre Ansichten drücken interessante Meinungen und Einstellungen einerseits, aber auch negative Standpunkte zur vorgeschlagenen Lösung anderseits aus.

Zur Veranschaulichung sucht die Autorin folgende Aussagen aus:
- es ist eine schnelle Implementierung im Zeitraum von 6 – 12 Monaten möglich
- die Umsetzung kann innerhalb eines Jahres erfolgen
- zuerst muss die Art und Weise detailliert erklärt werden
- es ist eine Lösung seitens der IT Abteilung erforderlich
- ev. mehr Arbeit und Zeit aufgrund eines umfassenderen Textes (Lesen, Durchgehen, Ausführen) benötigt
- zu aufwendig (Abdiktieren der allgemeine Anamnese erfordert derzeit ca. 30 – 100 Sekunden. Eingabe in den Computer würde wesentlich länger dauern)
- die Umsetzung ist ab sofort möglich, aber ohne die Zusammenarbeit des Ärzte- und Pflegepersonals hat es für mich keinen Sinn

Aus den Ergebnissen geht hervor, dass die Umsetzung einer gemeinsamen Anamnese im Computerprogramm ohne Zusammenarbeit des Ärzte- und Pflegepersonals im Zeitraum von 3 Jahren bzw. die sofortige Vorbereitung und Umsetzung möglich sind. Die befragten Ärzte und DGKS sind in der Mehrheit der vorgeschlagenen Lösung positiv eingestellt. Im Vergleich der Umsetzungen der gemeinsamen Anamnese kommt die Autorin zu dem Schluss, dass sich die befragten Personen mit der Variante der Zusammenarbeit des Ärzte- und Pflegepersonals einverstanden erklären.

Grafik 22 illustriert die Meinungen aller Befragten auf die Art und Weise der Umsetzung einer gemeinsamen Anamnese im Computerprogramm. Sie vergleicht die Durchführung einer gemeinsamen Anamnese mit oder ohne Zusammenarbeit des Ärzte- und Pflegepersonals.

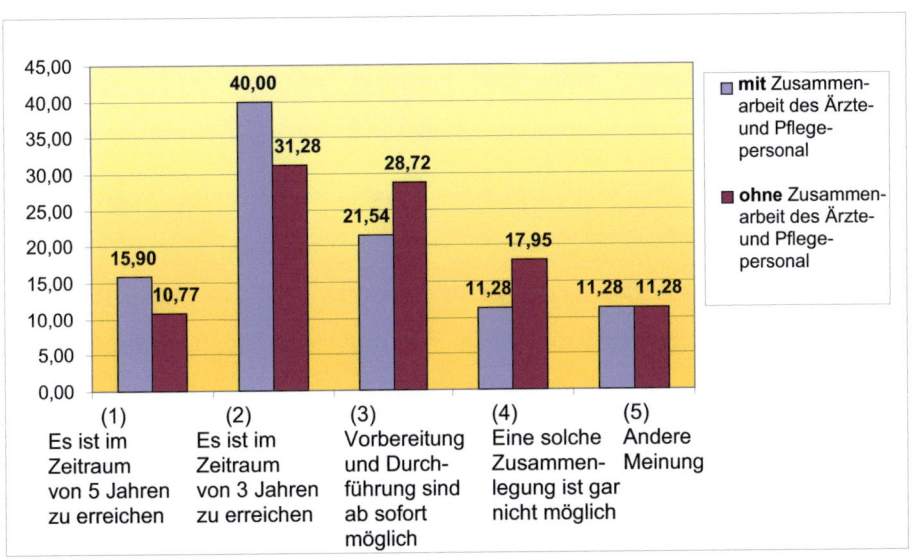

Grafik 22 Meinungen aller Befragten auf die Umsetzungen einer gemeinsamen Anamnese

In der **Fragebogenfrage Nr. 16** hatten die Teilnehmer die Möglichkeit, mehrere alternative Antworten auszuwählen. Diese umschrieben den Grund (das Hindernis), der die computergestützte Zusammenlegung beider Anamnesen verhindern könnte. Aus der Evaluierung kann geschlussfolgert werden, dass sich die befragten Personen der Schwierigkeiten, die zur Verhinderung der Lösung der identischen Fragen beider Anamnesen beitragen könnten, bewusst sind.

Aus der Summe aller Antworten 347 (100%) bestätigen die Befragten insgesamt 105 (30,26%) mal, dass „jede Veränderung anfangs schwer ist, es ist aber wichtig diese Veränderung in der Praxis zu testen". Trotz der zu erwartenden Anfangsschwierigkeiten bei der Implementierung der Umsetzung sind die Befragten jedoch bereit, diese Veränderung anzunehmen.

Als zweite der zu erwartenden Schwierigkeiten reihten 80 (23,05%) der befragten Personen die „unterschiedlichen Kompetenzen des Ärzte- und Pflegepersonals" ein. Daraus wurde geschlossen, dass die Kompetenzen des Ärzte- und Pflegepersonals unterschiedliche Ausprägungen haben, die im Gesetz festgeschrieben sind. Kein Gesetz verbietet aber die Durchführung einer gemeinsamen computergestützten medizinischen und pflegerischen Anamnese. Die Pflichten und Kompetenzen von Ärzten und diplomiertem Pflegepersonal würden gewahrt bleiben, nur die Grundlage der internen und professionellen Kommunikation würde im unterbreiteten Lösungsvorschlag – eine gemeinsame Anamnese mit Hilfe eines Computerprogramms – geändert werden.

Als dritte der Schwierigkeiten definierten die Befragten in der Anzahl von 72 (20,75%) „Zeitgründe (gemeinsame Anamnese könnte länger dauern)". Der erste Entwurf und die Anfangsschwierigkeiten einer gemeinsamen Anamnese könnten in der Tat mehr Zeit in Anspruch nehmen, bis alle Fehler herauskristallisiert und beseitigt werden können.

Die medizinische Anamnese, die von einem Orthopäden durchgeführt wird – Gespräch, Untersuchung und Aufnahme der gewonnen Daten am Diktiergerät nimmt im Durchschnitt 15 bis 20 Minuten in Anspruch. Die medizinische Anamnese, die von einem Anästhesiologen durchgeführt wird (wenn eine Operation geplant ist), dauert im Durchschnitt 10-15 Minuten. Die Informationssammlung in der pflegerischen Anamnese mit Dokumentation dauert im Durchschnitt 20 Minuten.

Somit nehmen die Anamnesegespräche insgesamt ca. 50 Minuten in Anspruch. Eine gemeinsame Anamnese im Computer- Programm würde aus der Sicht des Patienten die zur Informationssammlung benötigte Zeit verkürzen. Diese zeitliche Verkürzung kommt bei der gemeinsamen computergestützten Anamnese in Zusammenarbeit des Ärzte- und Pflegepersonals zustande.

Aus den angegebenen Zeitgründen wurden zwei Varianten der gemeinsamen Anamnese vorgeschlagen. Eine gemeinsame Anamnese im Computerprogramm ohne Zusammenarbeit des Ärzte- und Pflegepersonals würde die sich wiederholenden Fragen verhindern, wobei auch die geforderte Zeit der einzelnen Anamnesen verkürzt würde.

Als vierte der Schwierigkeiten bestimmten die Befragen die Alternative „in der Kommunikation" mit 57 (16,43%) Markierungen. Der niedrige prozentuelle Anteil an der Summe aller Antworten deutet darauf hin, dass sich die professionelle Kommunikation in den Berufen eines Arztes und einer diplomierte Pflegeperson auf einem hohen Niveau befindet und die Kommunikation als solche bei der Zusammenlegung beider Anamnesen nicht im Wege stehen würde.

Die Schwierigkeit „im SAP-Programm technisch schwierig" wurde nur 27 mal (7,78%) ausgewählt. Die Nutzung der IKT und die praktischen Erfahrungen verhelfen zur technischen Umsetzung im Computer- Programm. Aus den Ergebnissen der Fragenbogenfrage Nr. 16 geht hervor, dass die Mehrheit der Befragten der Veränderung der aktuellen Durchführung der Anamnese zustimmen, diese muss zuerst aber in der Praxis getestet werden.

Die Forschungsfrage 3 in den Fragebogenfragen 10, 11, 12, 13, 14, 15, und 16 untersuchte die Meinungen des Ärzte- und Pflegepersonals bezüglich der computerunterstützten Zusammenlegung der medizinischen und pflegerischen Anamnese mit Zusammenarbeit des Ärzte- und Pflegepersonals und getrennt. Aus den Ergebnissen der Fragebogenumfrage kann geschlussfolgert werden, dass die Ärzte und DGKS der Umsetzung einer gemeinsamen Anamnese im Computerprogramm positiv gegenüberstehen. Die Form des Anamnesegesprächs in Zusammenarbeit des Ärzte- und Pflegepersonals wird höher bewertet als ein Anamnesegespräch ohne Zusammenarbeit. Schlussendlich verweigern die befragten Teilnehmer diese Form des Anamnesegesprächs aber auch nicht.

Die Forschungsfrage 4

Verfügen Ärzte und diplomiertes Pflegepersonal über die erforderlichen Kenntnisse der Nutzung der IKT im Orthopädischen Spital Speising?

Zur Erreichung des vierten Forschungszieles und zur Untersuchung der vierten Forschungsfrage wurden die Fragbogenfragen Nr. 17, 18 und 19 formuliert.

Die **Fragebogenfrage Nr. 17** prüft die theoretischen Kenntnisse der befragten Personen über den Ausfall der IKT im Orthopädischen Spital Speising. Die Ergebnisse belegen, dass die richtige Antwort „Arbeit mit der Ersatzquelle (Rote Mappe)" von 142 (72,82%) der Befragten auswählt wurde.

Im Falle eines IKT Ausfalles, entwickelte das Qualitätsmanagement die Arbeit mit der Ersatzquelle, der sogenannten „Rote Mappe". Die Möglichkeit eines IKT Ausfalles ist sehr niedrig, da das Computernetzwerk des Orthopädischen Spitals Speising mit 5 unabhängigen Servern gesichert wird. Die Nutzung der IKT befindet sich hier auf einem hohen Niveau. 36 (18,46%) der Befragten betrachten einen Ausfall des IKT als „verlorene Zeit", 10 (5,13%) als „Desorientierung". Aus den Ergebnissen geht hervor, dass die Mehrheit der Befragten (142; 72,82%) von insgesamt 195 über theoretische Kenntnisse bezüglich eines eventuellen ITK Ausfalles im Orthopädischen Spital Speising verfügt.

Die Auswertung der **Fragebogenfrage Nr. 18** präsentiert die Höhe der theoretischen Kenntnisse der befragten Personen über die Arbeitsbereiche des Arbeitskreises Pflegedatenbank (PDB) im Orthopädischen Spital Speising. Aus den Ergebnissen geht hervor, dass ein hoher prozentueller Anteil der Befragten richtig auf die Fragebogenfrage antwortete. Von insgesamt 195 (100,%) der Befragten antworteten 185 (94,87%), dass der Arbeitskreis Pflegedatenbank

(PDB) „die Effektivität der IT (Informationstechnologie) in der Pflege evaluiert". Nur ein niedriger prozentueller Anteil der Befragten wählte eine der nicht korrekten Antworten.

Die **Fragebogenfrage Nr. 19** untersuchte das Niveau der theoretischen und praktischen Kenntnisse der Befragten über die Nutzung des SAP - Programms im Orthopädischen Spital Speising. Die Ergebnisse belegen, dass der Kenntnisstand sehr hoch ist, da 193 (98,97%) von insgesamt 195 (100%) der Befragten die richtige Antwort markierten: „Bestellung des Röntgentermins, der Physiotherapie, der Spirometrie, des EKG, der Konsiliaruntersuchungen, Labor, der Medikamente etc.".

Die Forschungsfrage 4 untersuchte in Fragebogenfragen 17, 18 und 19 die Höhe des Wissensstandes über die IKT Nutzung im Orthopädischen Spital Speising auf der Grundlage der Kenntnisse der Befragten. Zur Durchführung der Zusammenlegung der medizinischen und pflegerischen Anamnese sind grundlegende Kenntnisse der IKT und ihrer Nutzung erforderlich.

Der hohe prozentuelle Anteil der richtigen Antworten in den Fragebogenfragen 17, 18 und 19 bezeugt das hohe Niveau der Kenntnisse der befragten Ärzte und DGKS über die Nutzung der IKT in der Patientenpflege. Die IKT- und Computerkenntnisse der befragten Personen sind sehr hoch und werden außerdem ständig erneuert und erweitert.

Die Forschungsfrage 5

> **Sind Ärzte und diplomiertes Pflegepersonal mit der Veröffentlichung von zusätzlichen Informationen (Name mit Foto und Tagdienst) am Patienten-Infoterminal einverstanden?**

Zur Erreichung des fünften Forschungszieles und zur Untersuchung der fünften Forschungsfrage wurden die Fragbogenfragen Nr. 20 und 21 formuliert.

Die **Fragebogenfragen Nr. 20 und 21** untersuchten die Einstellung des Ärzte- und Pflegepersonals gegenüber der Veröffentlichung der Informationen (Name, Foto und Tagdienste) der jeweiligen Station auf den Patienten-Bildschirmen oberhalb des Patienten-Bettes.

Aus den Ergebnissen geht hervor, dass von insgesamt 195 (100%) der Befragten 83 (42,56%) ihr Einverständnis zu der Veröffentlichung (Name und Foto) ausdrückten. Die Antwort „Ich bin damit eher einverstanden" wählten 32 (16,41%) der Befragten aus. Die Verweigerung des Einverständnisses drückten 20 (10,25%) der Befragten mit der Wahl der Möglichkeit „Ich bin damit eher nicht einverstanden" und 47 (24,10%) der Befragten mit der Variante „Nein, ich bin damit nicht einverstanden" aus.

Die Mehrheit der befragten Personen drückte ihr Einverständnis mit den Antwortmöglichkeiten: „Ja, ich bin damit einverstanden" und „Ich bin damit eher einverstanden" aus.

Mir der zweiten Möglichkeit der Veröffentlichung der Tagdienste der jeweiligen Station auf den Patienten-Bildschirmen erklärten sich 83 (42,56%) der Befragten einverstanden. Die Antwort „Ich bin damit eher einverstanden" wählten 40 (20,51%) der Befragten aus. Die Verweigerung des Einverständnisses drückten 15 (7,69%) der Befragten mit der Wahl der Möglichkeit „Ich bin damit eher nicht einverstanden" und 44 (22,56%) der Befragten mit der Variante „Nein, ich bin damit nicht einverstanden" aus.

Die Mehrheit der befragten Personen drückte ihr Einverständnis mit der Veröffentlichung der Tagdienste der jeweiligen Station auf den Patienten-Bildschirmen aus.

Die Forschungsfrage 5 untersuchte in den Fragebogenfragen 20 und 21 die Einstellung des Ärzte- und Pflegepersonals gegenüber der Veröffentlichung der Informationen (Name, Foto und Tagdienste) der jeweiligen Station auf dem Patienten-Infoterminal oberhalb des Patienten-Bettes. Die Ergebnisse zeigen, dass die Befragten mit der Veröffentlichung der Informationen einverstanden sind.

Eine effektive Durchführung der Gesundheits- und Krankenpflege ist durch die schrittweise Implementierung der Aspekte der modernen Technik in die Pflege bedingt. Die Nutzung der IKT im Gesundheitswesen gewährt die Weiterentwicklung und Verbesserung der Pflege und des Patientenkomforts. Die Ergebnisse der Untersuchung belegen die unabdingbare Verbindung der IKT und der Pflege für Patienten und deren Familien.

Der Empirische Teil der vorliegenden Studie untersuchte mit Hilfe von Fragebögen die Meinungen und Ansichten in Bezug auf die Problemstellung mit dem Fokus auf die mögliche computergestützte Zusammenlegung der medizinischen und pflegerischen Anamnese.

Als Empfehlungen für die Praxis werden die Schritte, die eine Weiterentwicklung der Nutzung der IKT in der Pflege gewährleisten sollen, präsentiert.

7.14 Forschungsabschluss und Empfehlungen

Die Nutzung der IKT im Österreichischen Gesundheitswesen wird auch in der Gesundheits- und Krankenpflege sichtbar, womit die Qualität der Dienstleistung und die Bedürfnisbefriedigung der Patienten steigen. Basierend auf den Forschungszielen kann man schlussfolgern, dass die definierten Ziele erfüllt und die Forschungsfragen beantwortet wurden.

Die vorgeschlagene Lösung zur Beseitigung des Problems der identischen Fragen beider Anamnesen wurde immer vor Ort vor der Austeilung der auszufüllenden Fragebögen erklärt. Diese untersuchten die Möglichkeiten einer computergestützten medizinischen und pflegerischen Anamnese in Zusammenarbeit des Ärzte- und Pflegepersonals und getrennt.

Zur Beantwortung der Forschungsfragen wurden einzelne Fragebogenfragen formuliert, auf die die befragten Personen anhand ihrer persönlichen Ansichten und Einstellungen in Bezug auf die untersuchte Problematik und deren Lösung antworteten. Die Untersuchung mit Hilfe der Fragebogenmethode bewies den positiven Standpunkt der Befragten des Lösungsvorschlags und es bleibt nur die Frage, ob bei einem Testdurchlauf die Zusammenlegung beider Anamnesen mit Zusammenarbeit des Ärzte- und Pflegepersonals oder getrennt gewählt wird.

Die Ergebnisse der Untersuchung zeigen, dass die Mehrheit der Befragten der Variante der Zusammenarbeit des Ärzte- und Pflegepersonals zustimmt, wobei die andere Möglichkeit ohne Zusammenarbeit nicht ausgeschlossen wird. Die Ergebnisse, dass die Befragten der einen oder der anderen Methode zustimmten, beweist den positiven Standpunkt der befragten Personen gegenüber beiden Lösungsvorschlägen.

Die Zusammenarbeit der Befragungsteilnehmer wertet die Autorin sehr positiv, mit hohem Interesse an der definierten Forschungsproblematik. Die Autorin drückt für das Engagement, die Hilfe und Unterstützung ihren herzlichen Dank aus.

Die vorliegende Studie wird nach ihrer Übersetzung ins Deutsche dem Management und dem Qualitätsmanagement des Orthopädischen Spitals Speising vorgelegt. Sie beinhaltet die Vorschläge zur Lösung der Problematik der identischen Fragen beider Anamnesen und die Ergebnisse der Befragung. Die vorgeschlagenen Maßnahmen können als Grundlage zur Veränderung des Anamnesegesprächs im Computerprogramm, sowie zur Professionalisierung der Zusammenarbeit des Ärzte- und Pflegepersonals verhelfen.

Die Autorin ist davon überzeugt, dass die vorliegende Arbeit beim Fachpublikum, aber auch in der breiten Öffentlichkeit, Zustimmung und Anerkennung findet, und dass die Vision der vorgeschlagenen gemeinsamen computergestützten Anamnese in die Realität umgesetzt wird.

Empfehlungen für die Praxis
Basierend auf den Grundlagen der vorliegenden Studie, mit der ausschließlichen Fokussierung auf Patienten und auf die Meinungen des Ärzte- und Pflegepersonals, können folgende Bereiche der Empfehlungen für die Praxis formuliert werden:
- gemeinsame medizinische und pflegerische Anamnese im Computerprogramm
- die Aktualisierung der Informationen für Patienten am Patienten-Infoterminal

Gemeinsame medizinische und pflegerische Anamnese im Computerprogramm.

Aus dem Grund, der sich wiederholenden Fragen, die den Patienten und das Personal – nicht nur zeitlich, sondern auch psychisch – belasten können, wurde eine Zusammenführung beider Anamnesen in einem dazu geeigneten Computer- Programm vorgeschlagen.

Eine solche computerunterstützte Zusammenlegung der medizinischen und pflegerischen Anamnese ist vor allem die Frage der Zusammenarbeit des Ärzte- und Pflegepersonals. Zum Schluss könnte das Programm zwei getrennte Anamnesen ausgeben, was praktisch möglich wäre. Es bleibt die Frage, ob das Anamnesegespräch mit oder ohne Zusammenarbeit des Ärzte- und Pflegepersonals durchgeführt werden soll.

Die folgende Abbildung zeigt die Vision einer gemeinsamen medizinischen und pflegerischen Anamnese. Bei der Pflegeanamnese könnten die Antworten von der vorher durchgeführten medizinischen Anamnese übernommen werden.

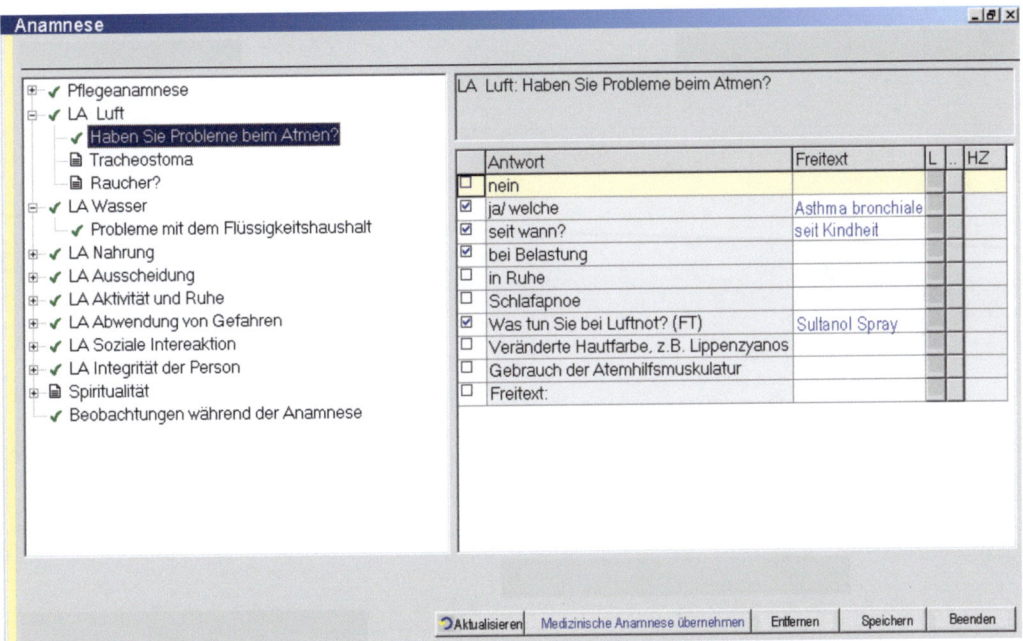

Abb. 16 Vision einer gemeinsamen Anamnese
Fenster – Pflegeanamnese, bei der man die Antworten von der vorher durchgeführten medizinischen Anamnese übernehmen kann

Informationen für Patienten am Infoterminal oberhalb des Patientenbettes.

Das Informationssystem – Touchscreen-Monitor oberhalb des Patientenbettes bietet viele Funktionen an, wobei auch grundlegende Informationen inkludiert werden, diese sind aber nicht zufriedenstellend. Patienten, wie auch das Personal würden eine Erweiterung dieser Informationen um einige Daten vorschlagen. Beispielsweise könnten die Tagdienste des Ärzte- und Pflegepersonals, oder der Heilungsplan des konkreten Patienten auch am Touchscreen-Monitor visualisiert werden.

Somit würde der Patient den Zugang zu erweiterten Information erhalten, von denen er vor allem während seiner Hospitalisierung Gebrauch machen könnte. Die Patienten würden auch die Veröffentlichung der Fotografie und des Namens des behandelnden Arztes und der behandelnden Pflegekraft (das Foto könnte der Personaltafel der jeweiligen Station entnommen werden) als erste Zugangsinformation begrüßen. Hierbei wäre eine Änderung in der Software- Installation am Touchscreen-Monitor erforderlich.

Schlussbetrachtung

„Professionalisierung ist kein Produkt, sondern ein Weg, der nie sein Ende findet."
Jos Arets

Die IKT in Österreich ist ein unabdingbarer Bestandteil der medizinischen und pflegerischen Gesundheits- und Krankenpflege, welche zur Qualitätssteigerung der angebotenen Dienstleistungen bei der Befriedigung der bio-psycho-sozialen sowie spirituellen Bedürfnisse des Patienten beiträgt.

Zurückblickend auf die Ziele der vorliegenden Studie kann geschlussfolgert werden, dass die Nutzung der IKT in den Gegebenheiten der österreichischen Pflege adäquat in der Slowakei präsentiert wurde, mit der Vision einer Effektivitätssteigerung der IKT in der direkten Orientierung am Patienten und an seinen Bedürfnissen. In den einzelnen Teilen der Studie und zur Interpretation der konkreten Informationen wurde die beschreibende Methode der IKT- Nutzung in den medizinischen und pflegerischen Datenbanken angewandt. Diese Informationen bilden auch die Inhalte der einzelnen Kapitel und Unterkapitel ab.

Die Ergebnisse des empirischen Teils der Studie werden auch dem Management des Orthopädischen Spitals Speising zur Verfügung gestellt, welches an der Untersuchung sehr interessiert war. In der Gesundheits- und Krankenpflege handelt es sich hierbei um einen erstmaligen Ansatz (mögliche computergestützte Zusammenlegung der medizinischen und pflegerischen Anamnese), der auch die Aufmerksamkeit des Ärzte- und Pflegepersonals weckte. Die Interaktivität der IKT in der Praxis zielt auf die kontinuierliche Qualitätssteigerung der angebotenen Patientendienstleistungen ab. Die Kreativität der Computer- Programme bestimmt die effektive Nutzung der Instrumente der IKT.

Mit der vorliegenden Studie wurde die Art und Weise der Nutzung der IKT im Pflegeprozess in Österreich sowie ihre Vor- und Nachteile aus der Sicht des Patienten erörtert. Die Pflegeinformatik befindet sich als Disziplin am Beginn ihrer Zeit, sie wird ständig erweitert und entwickelt sich zum unabdingbaren Aspekt der Gesundheits- und Krankenpflege.

Abschließend kann konstatiert werden, dass die IKT in der Gesundheits- und Krankenpflege als essentieller Bestandteil der medizinischen und pflegerischen Profession anzusehen sind, welche als Zielvorgabe die ausschließliche Orientierung am Patienten hat.

Literaturverzeichnis

AMMENWERTH, E. – EICHSTÄDTER, R. – SCHRADER, U. 2003. *EDV in der Pflegedokumentation.* Hannover: Schütersche GmbH Co. KG, 2003. 204 S. ISBN 3-87706-737-9.

BADER, T. 2010. a. *Was ist MR? / MR- Info / Dr. Bader.* [online]. Wien: Orthopädisches Spital Speising, September 2010. [Abfragedatum 2011-01-10]. Verfügbar unter: http://www.bader-mr.at/mr-info/was-ist-mr.php?lang=de.

BADER, T. 2010. b. *Was ist MR? / MR- Info / Dr. Bader.* [online]. Wien: Orthopädisches Spital Speising, September 2010. [Abfragedatum 2011-01-10]. Verfügbar unter: http://www.bader-mr.at/aerzte-service/mr-bilder-pc.php?lang=de.

BUHALIS, D. 2003. *eTourism. Information technology for strategic tourism management.* Harlow: Pearson Education Limited, 2003. 408 S. ISBN 978 0-582-357-40-2.

DATENVERARBEITUNG. 2011. Daten*verarbeitung.* [online]. Wikipedia - freie Enzyklopädie, Jänner 2011. [Abfragedatum 2011-01-10]. Verfügbar unter: http://sk.wikipedia.org/wiki/V%C3%BDpo%C4%8Dtov%C3%A1_technika.

EIBENSTEINER, M. et al. 2002. *Pflegeprozess –Handbuch.* Wien: Wilhelm Maudrich Verlag Wien, München, Bern, Ferndinand Berger & Söhne Gesellschaft m.b.H, 2002. ISBN 3-85175-782-3.

FARKAŠOVÁ, D. 2002. *Výskum v ošetrovateľstve (Forschung in der Pflege).* Martin: Verlag Osveta, spol. s r. o., 2002. 88 S. ISBN 80-8063-111-5.

FARKAŠOVÁ, D. 2009. *Ošetrovateľstvo-teória (Pflegetheorie).* 3. Ausgabe. Martin: Verlag Osveta, spol. s r. o., 2009. 245. S. ISBN 978-80-8063-322-6.

GLOBAL POSITIONING SYSTEM – WIKIPEDIA. 2011. *Global positioning system.* [online]. Wikipedia- freie Enzyklopädie, Jänner 2011. [Abfragedatum 2011-01-10]. Verfügbar unter: http://de.wikipedia.org/wiki/Global_Positioning_System.

GULA, I. 2011. [persönliche Kommunikation]. Student FH St. Pölten, Fachrichtung: Digitale Medientechnologie, Wien, 2011-01-10.

GÜTTLER, K. – SCHOSKA, M. – GÖRRES, S. 2010. *Pflegedokumentation mit IT-Systemen*. Bern: Verlag Hans Huber, 2010. 183 S. ISBN 978-3-456-84800-6.

HERBIG, B. – BÜSSING, A. 2006. *Informations- und Kommunikationstechnologien im Krankenhaus*. Stuttgart: Az Druck und Datentechnik GmbH, 2006. 233 S. ISBN-13: 978-3-7945-2447-1.

HORVÁTHOVÁ, Z. 2005. *Využitie informačných a komunikačných technológií vo vzdelávaní (Nutzung der IKT in Ausbildung)*. [online]. Nitra : konf05 – sborník – 20 – horvathova, 2005. [Abfragedatum 2010-12-10]. Verfügbar unter: http://www.pf.jcu.cz/stru/katedry/pgps/konf05-sbornik-20-horvathova_z.pdf

MANIA, H. 2009. *Pflege und Computer 2009 Basiswissen für den Pflegealltag*. Norderstedt: Books on Demand GmbH, 2009. 112 S. ISBN 978-3-8370-7478-9.

MEŠKO, D. – KATUŠČÁK, D. – FINDRA, J. 2005. *Akademická príručka (Akademisches Handbuch)*. 2.Ausgabe. Martin: Verlag Osveta, spol.s r.o.;Matrin. 2005. 496 S. ISBN 80-8063-200-6.

MULTIMEDIALES LERNBUCH. 2011. *Eniac*. [online]. Multimediales Lehrbuch der Geschichte der Informatik, Jänner 2011. [Abfragedatum 2010-11-10]. Verfügbar unter: http://vypoctovatechnika.ic.cz/31_eniac.html.

ORTHOPÄDISCHES SPITAL SPEISING. 2010. a. *Unser Leistungsspektrum auf einen Blick*. [online]. Wien: Orthopädisches Spital Wien Speising, September 2010. [Abfragedatum 2010-11-10]. Verfügbar unter: http://www.oss.at/index_html?sc=2.

ORTHOPÄDISCHES SPITAL SPEISING. 2010. b. *Begehrtes Gütesiegel für das Orthopädisches Spital Speising!* [online]. Wien: Orthopädisches Spital Wien Speising, September 2010. [Abfragedatum 2011-01-17]. Verfügbar unter: http://www.oss.at/index_html?sc=293.

ORTHOPÄDISCHES SPITAL SPEISING. 2010. c. *Zugang zu den Ambulanzen*. [online]. Wien: Orthopädisches Spital Wien Speising, September 2010. [Abfragedatum 2010-11-10]. Verfügbar unter: http://www.oss.at/index_html?id=77.

ORTHOPÄDISCHES SPITAL SPEISING. 2010. d. *Präanästhesie-Ambulanz*. [online]. Wien: Orthopädisches Spital Wien Speising, September 2010. [Abfragedatum 2010-11-10]. Verfügbar unter: http://www.oss.at/index_html?sc=416797173.

ORTHOPÄDISCHES SPITAL SPEISING. 2010. e. *Die Tagesklinik.* [online]. Wien: Orthopädisches Spital Wien Speising, September 2010. [Abfragedatum 2010-11-10]. Verfügbar unter: http://www.oss.at/index_html?sc=103099885&xo=34581.

ORTHOPÄDISCHES SPITAL SPEISING. 2010. f. *Labor (Medizinisch-Chemische Labordiagnostik.* [online]. Wien: Orthopädisches Spital Wien Speising, September 2010. [Abfragedatum 2010-11-10]. Verfügbar unter: http://www.oss.at/index_html?sc=357.

ORTHOPÄDISCHES SPITAL SPEISING. 2010. g. *Röntgen-Leistungsspektrum.* [online]. Wien: Orthopädisches Spital Wien Speising, September 2010. [Abfragedatum 2010-11-10]. Verfügbar unter: http://www.oss.at/index_html?sc=458.

ORTHOPÄDISCHES SPITAL SPEISING. 2010. h. *Labor für Gang- und Bewegungsanalyse.* [online]. Wien: Orthopädisches Spital Wien Speising, September 2010. [Abfragedatum 2010-11-10]. Verfügbar unter: http://www.oss.at/index_html?sc=190.

ORTHOPÄDISCHES SPITAL SPEISING. 2010. i. *Pressekontakt.* [online]. Wien: Orthopädisches Spital Wien Speising, September 2010. [Abfragedatum 2011-01-10]. Verfügbar unter: http://www.oss.at/index_html?sc=349.

ORTHOPÄDISCHES SPITAL SPEISING. 2010. j. *Gesundheits- und Krankenpflege.* [online]. Wien: Orthopädisches Spital Wien Speising, September 2010. [Abfragedatum 2011-01-10]. Verfügbar unter: http://www.oss.at/index_html?sc=7.

ORTHOPÄDISCHES SPITAL SPEISING. 2010. k. *Infos von A bis Z.* [online]. Wien: Orthopädisches Spital Wien Speising, September 2010. [Abfragedatum 2011-01-14]. Verfügbar unter: http://www.oss.at/index_html?sc=87.

ORTHOPÄDISCHES SPITAL SPEISING. 2010. l. *Terminanfrage für Ambulanz.* [online]. Wien: Orthopädisches Spital Wien Speising, September 2010. [Abfragedatum 2011-01-14]. Verfügbar unter: http://www.oss.at/index_html?id=2321.

ORTHOPÄDISCHES SPITAL SPEISING. 2010. m. *Infostunde Hüfte Endoprothese.* [online]. Wien: Orthopädisches Spital Wien Speising, September 2010. [Abfragedatum 2011-01-14]. Verfügbar unter: http://www.oss.at/index_html?sc=821.

ORTHOPÄDISCHES SPITAL SPEISING. 2010. n. *Genesungswünsche.* [online]. Wien: Orthopädisches Spital Wien Speising, September 2010. [Abfragedatum 2011-01-14]. Verfügbar unter: http://www.oss.at/index_html?sc=307.

ORTHOPÄDISCHES SPITAL SPEISING. 2010. o. *Gesundheitstipps.* [online]. Wien: Orthopädisches Spital Wien Speising, September 2010. [Abfragedatum 2011-01-14]. Verfügbar unter: http://www.oss.at/index_html?sc=321940559.

OSS CONTROLLING 2011. [persönliche Kommunikation]. OSS Controlling, Orthopädisches Spital Speising GmbH, Wien, 2011-01-14.

PAVLÍKOVÁ, S. 2007. *Modely ošetrovateľstva v kocke. (Pflegemodelle in kurze)* Praha: Verlag Tlačiareň Tiskárny Havlíčkov Brod, a. s. 2007. 141 S. ISBN 978-80-247-1918-4.

RAITH, M. 2004. *Bildungsmedien IT-Training.* 2.Ausgabe. Bodenheim: Herdt Verlag für Bildungsmedien GmbH, 2004. 216 S.

SAFFARNIA, P. – HERMANN, Ch. 2009. Vom Siegeszug der Computer in Speising. In: *Wir und hier*, 2009, 4/2009, S. 3.

SAFFARNIA, P. 2011. [persönliche Kommunikation]. Leitung Public Relations, Orthopädisches Spital Speising GmbH, Wien, 2011-01-10.

SCHÄR, W. – LAUX, H. 2003. *Pflegeinformatik in der klinischen Praxis.* München: Elsevier GmbH, 2003. 200 S. ISBN 3-437-26780-9.

SCHMITT, G. 2005. *Grundlagen der Informations- und Kommunikationstechnologie.* Sternenfels: Verlag Wissenschaft & Praxis Dr. Brauner GmbH, 2005. 208 S. ISBN 3-89673-262-5.

STEFAN, H. – ALLMER, F.- EBERL, J. – HANSMANN, R. – JEDELSKY, E.- MICHALEK, A. – PANDIC, R.- SCHALEK, K.- TOMACEK, D. 2009. *POP – Praxis orientierte Pflegediagnostik.* Wien: Springer-Verlag Wien, Printed in Germany, 2009. 620 S. IBSN 978-3-211-79909-3.

STEFAN, H. – EBERL J. – SCHALK K. – STREIF, H. – POINTER, H. 2006. *Praxishandbuch Pflegeprozess lernen – verstehen – anwenden.* Wien: Springer-Verlag Wien, New York, 2006. 333 S. ISBN 3-211-23582-5.

STEFAN, H.- ALLMER, F.- EBERL, J. 2003. *Praxis der Pflegediagnosen*. 3. Ausgabe. Wien: Springer-Verlag Wien, New York, 2003. 805 S. ISBN 3-211-00807-1.

WEISS-FASSBINDER, S. – LUST, A. 2006. *GukG, Gesundheits- und KrankenpflegeG*. 5. Ausgabe.Wien: MANZ Verlag Wien, 2006. 299 S. ISBN 10:3-214-07378-8.

ŽIAKOVÁ, K. et al. 2009. *Ošetrovateľstvo teória a vedecký výskum (Pflege, Theorie und Forschung)*. Martin: Verlag Osveta, spol. s r. o., 2009. 322 S. ISBN 80-8063-304-2.

Anhang

Anhangsverzeichnis

Anhang A	**Erster Personal Computer**	**134**
Abb. A 1	Computer TA 1000 Triumph-Adler	134
Abb. A 2	NCR-Computer	134
Anhang B	**Übersicht der Operationen im OSS 2000-2010**	**135**
Abb. B 1	OSS - Anzahl Operationen 2000-2010	135
Anhang C	**Rezeption**	**136**
Abb. C 1	Rezeption: Aufnahme und Entlassung	136
Abb. C 2	Rezeption: Die elektronische Datenverarbeitung mit Hilfe der E-Card	136
Anhang D	**Die Präambulanz**	**137**
Abb. D 1	Präanästhesie-Ambulanz: Informationsgespräch	137
Anhang E	**Die Tagesklinik**	**138**
Abb. E 1	OP-Saal der Tagesklinik	138
Abb. E 2	Die digitalen Folder im PDF-Format	139
Anhang F	**Das Labor**	**140**
Abb. F 1	Das Labor (medizinisch-chemische Labordiagnostik)	140
Anhang G	**Röntgen**	**141**
Abb. G 1	Röntgenraum für Bildassistierte Intervention	141
Abb. G 2	Röntgenbild	141
Anhang H	**Die Magnetresonanz**	**142**
Abb. H 1	Informationsgespräch vor der MR	142
Abb. H 2	Informationsgespräch über MR-Befund	142
Anhang I	**Labor für Gang- und Bewegungsanalyse**	**143**
Abb. I 1	Labor für Gang- und Bewegungsanalyse	143
Abb. I 2	Gang- und Bewegungsanalyse	143
Anhang J	**Pflegedatenbank**	**144**
Abb. J 1	Die grafische Darstellung der Stationsübersicht	144
Anhang K	**Patienten-Infoterminal**	**145**
Abb. K 1	Flachbildschirme mit Touch-Screen-Monitoren	145
Anhang L	**Terminvereinbarung per Internet**	**146**
Abb. L 1	Online-Formular	146

Anhang M	**Infostunde „Hüftprothese"**..	**147**
Abb. M 1	Infostunde „Hüftprothese" in der Rubrik „Patientenservice"	147
Anhang N	**Genesungswünsche**...	**148**
Abb. N 1	Online-Formular für „Genesungswünsche"..	148
Anhang O	**Gesundheitstipps**	**149**
Abb. O 1	Gesundheitstipps in der Rubrik „Patientenservice"	149
Anhang P	**Fragebogen**..	**150**

Anhang A Erster Personal Computer

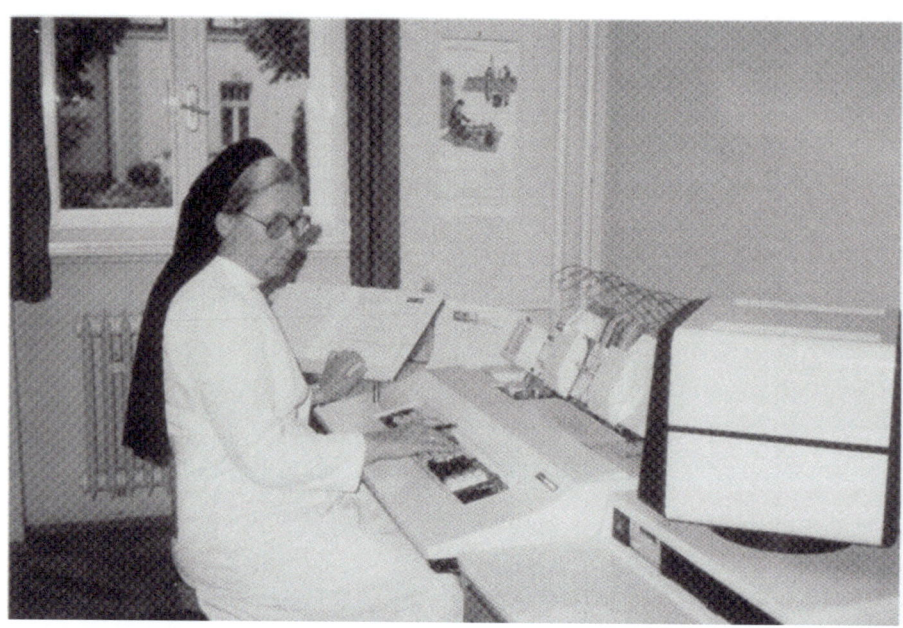

Abb. A 1 Der Computer TA 1000 Triumph-Adler, hatte einen 4 KB Speicherplatz. Quelle: Saffarnia, Herrmann (2009): Vom Siegeszug der Computer in Speising, in: Wir und hier 4/2009, S. 3.

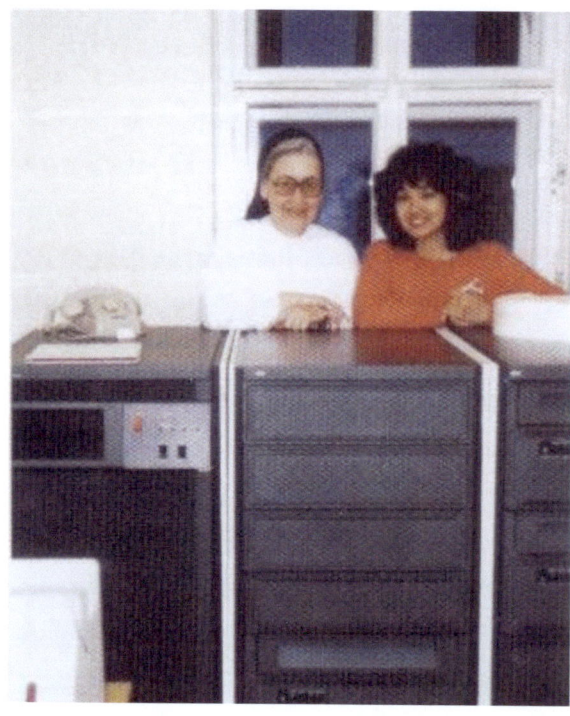

Abb. A 2 Der NCR-Computer bestand aus drei überdimensionalen Schränken. Quelle: Saffarnia, Herrmann (2009): Vom Siegeszug der Computer in Speising, in: Wir und hier 4/2009, S. 3.

Anhang B Übersicht der Operationen im OSS 2000-2010

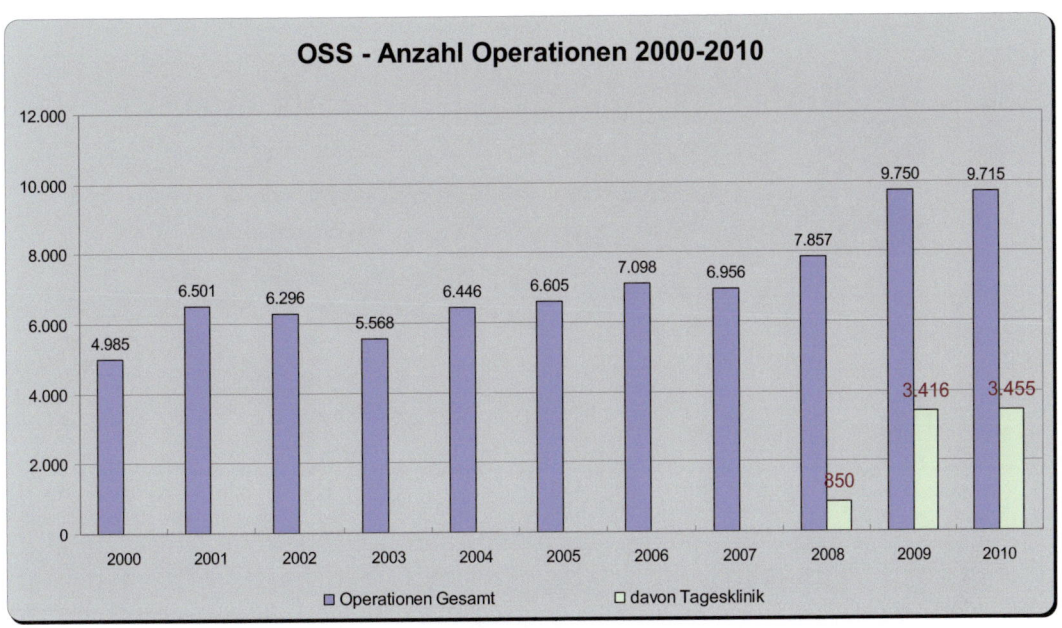

Abb. B 1 OSS - Anzahl Operationen 2000-2010. Quelle: Controlling, Orthopädisches Spital Speising GmbH, Wien (Auskunft am 2011-01-14).

Anhang C Rezeption

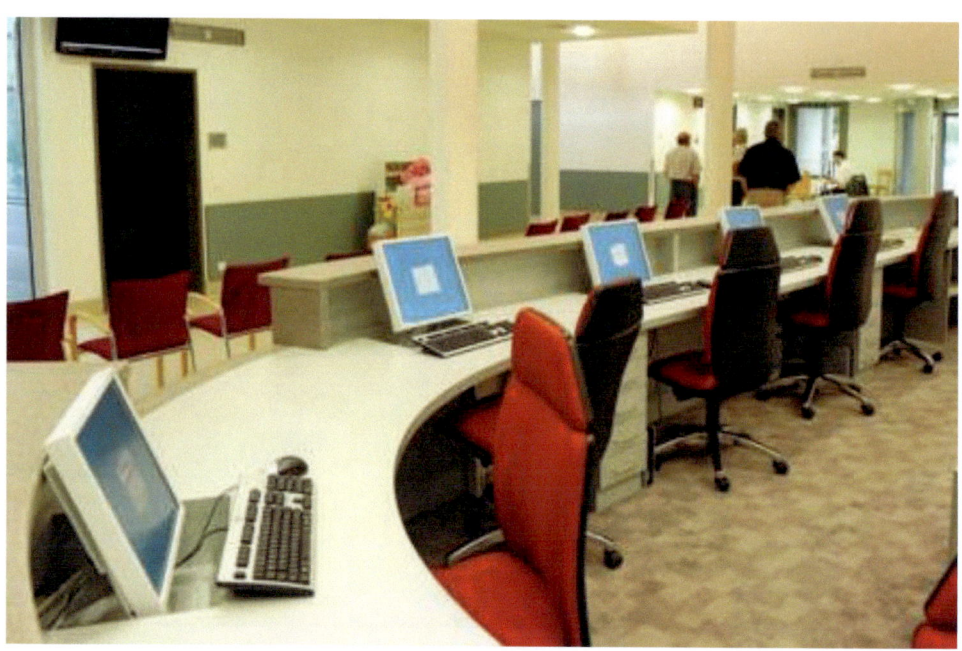

Abb. C 1 Rezeption: Aufnahme und Entlassung mit moderner Computertechnik.
Quelle: Orthopädisches Spital Speising, verfügbar unter:
http://www.oss.at/index_html?sc=359 [Abfragedatum 2010-11-10]

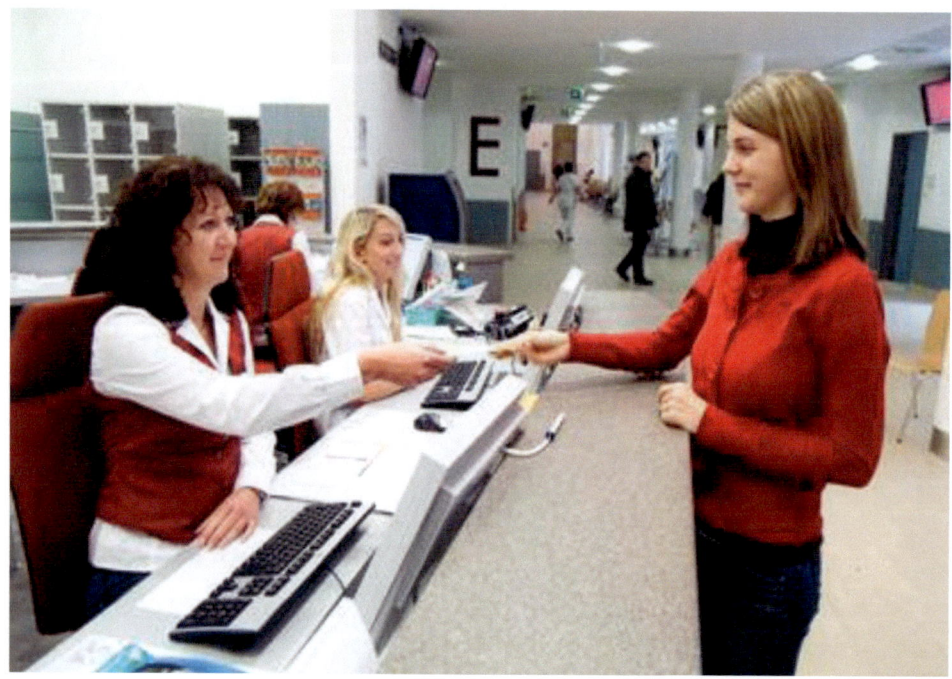

Abb. C 2 Rezeption: Die elektronische Datenverarbeitung mit Hilfe der E-Card.
Quelle: Orthopädisches Spital Speising, verfügbar unter:
http://www.oss.at/index_html?id=77 [Abfragedatum 2010-11-10]

Anhang D Die Präambulanz

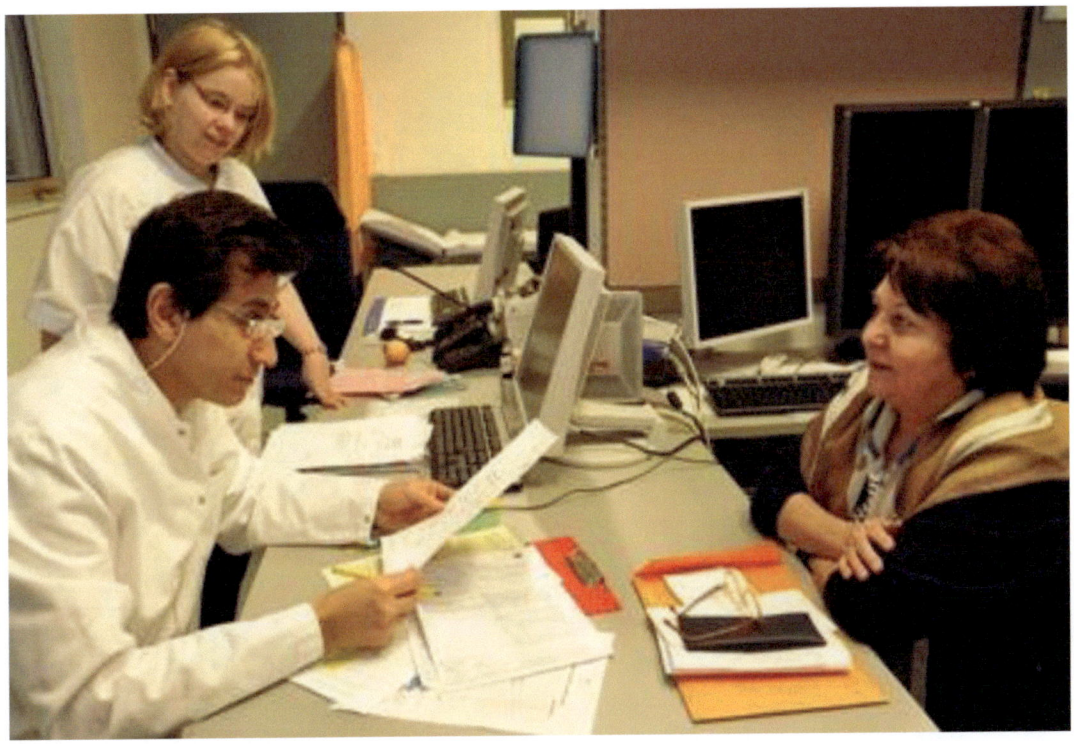

Abb. D 1 Präanästhesie-Ambulanz – Informationsgespräch. Die Formulare sind digitalisiert. Alle Dokumente werden nach der Unterzeichnung gescannt und archiviert.
Quelle: Orthopädisches Spital Speising, verfügbar unter:
http://www.oss.at/index_html?sc=416797173 [Abfragedatum 2010-11-10]

Anhang E Die Tagesklinik

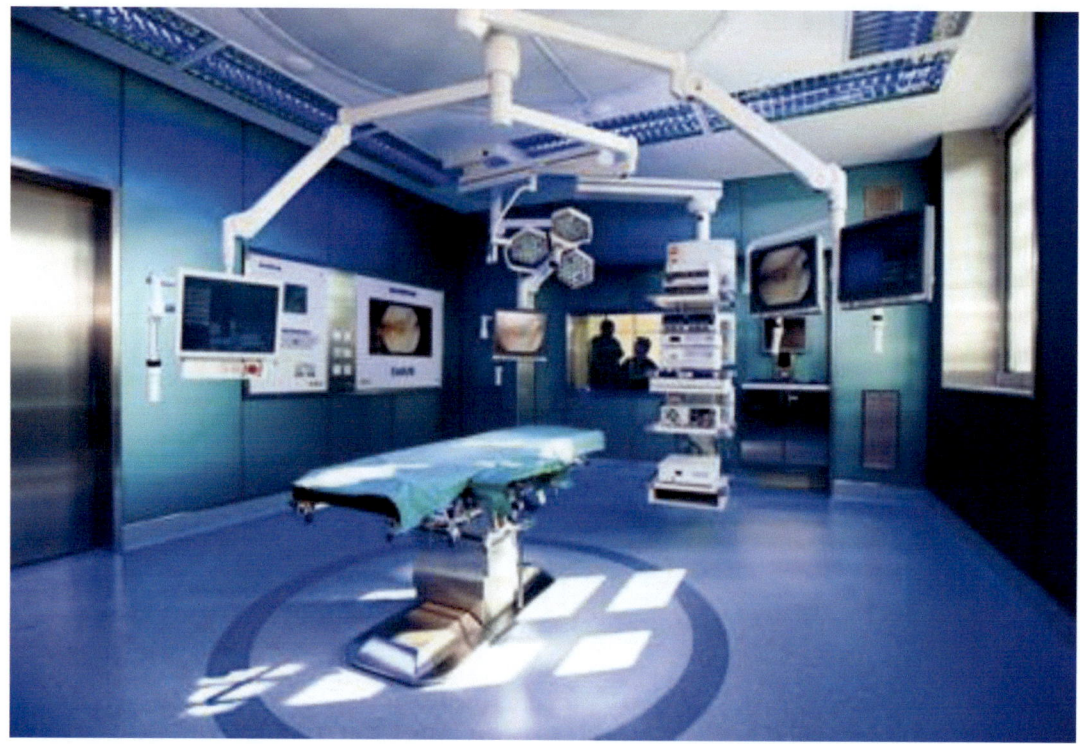

Abb. E 1 OP-Saal der Tagesklinik mit modernster technischer Ausstattung, einschließlich der IKT. Quelle: Orthopädisches Spital Speising, verfügbar unter: http://www.oss.at/index_html?sc=103099885&xo=34581 [Abfragedatum 2010-11-10]

Anhang E Die Tagesklinik

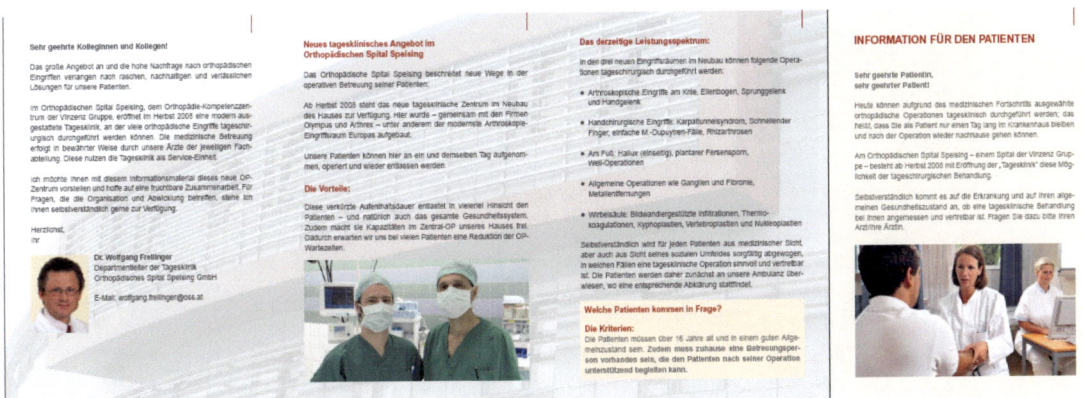

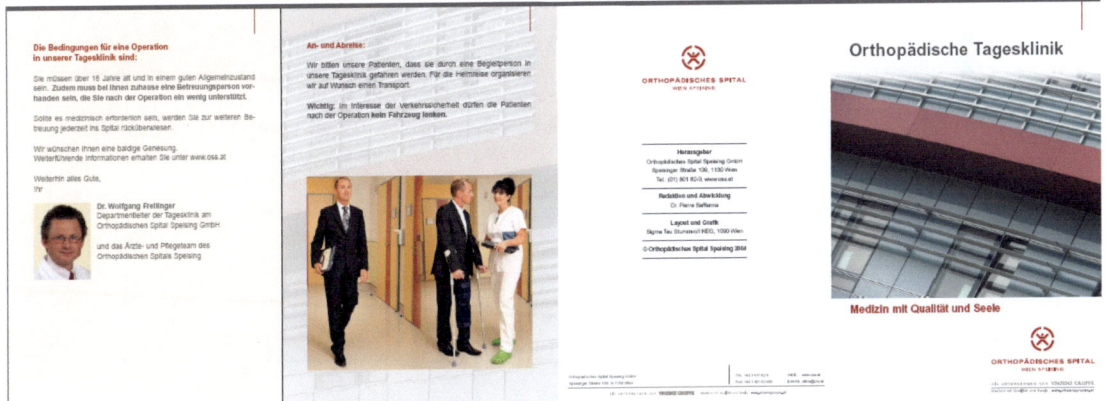

Abb. E 2 Die digitalen Folder im PDF-Format, detaillierte Informationen über die Tagesklinik auf der Webseite des OSS. Quelle: Orthopädisches Spital Speising, verfügbar unter: http://www.oss.at/media/pdf_content_oss/FoldTagesklinik2.pdf [Abfragedatum 2010-11-10]

Anhang F Das Labor

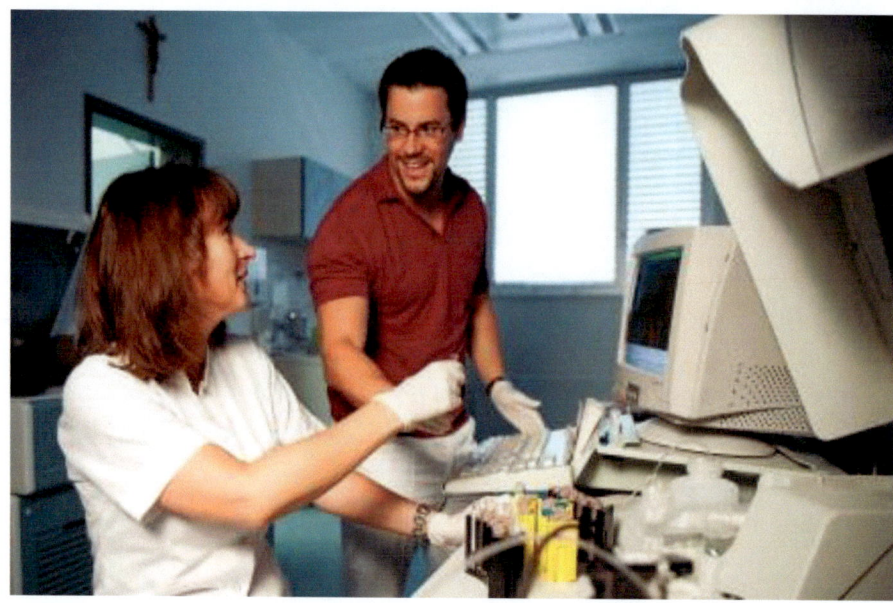

Abb. F 1 Das Labor (medizinisch-chemische Labordiagnostik). Die Analyse des untersuchten Materials wird mittels Einsatzes modernster Mess- und Computertechnik durchgeführt. Quelle: Orthopädisches Spital Speising, verfügbar unter: http://www.oss.at/index_html?sc=357 [Abfragedatum 2010-11-10].

Anhang G Röntgen

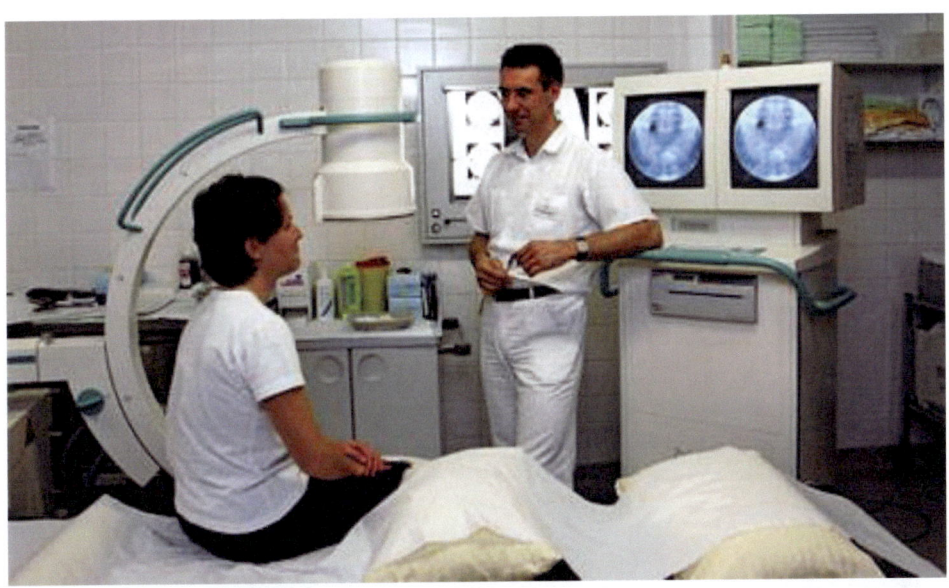

Abb. G 1 Röntgenraum für Bildassistierte Intervention mit modernster Technik, einschließlich der IKT. Quelle: Orthopädisches Spital Speising, verfügbar unter: http://www.oss.at/index_html?sc=457 [Abfragedatum 2010-11-10].

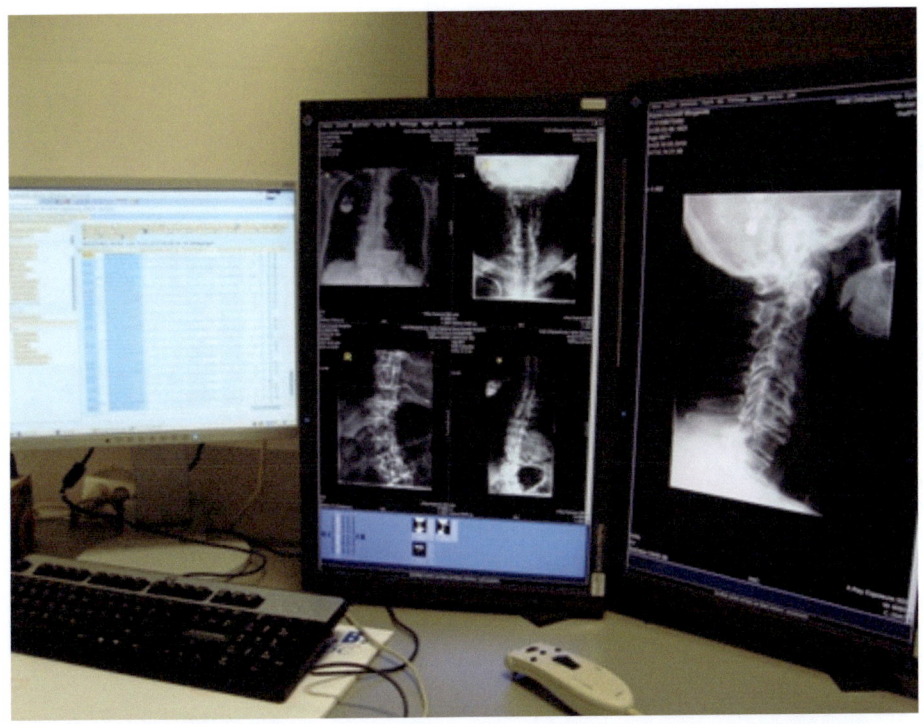

Abb. G 2 Röntgenbild. Eine digitalisierte Bilddatei ermöglicht, dass die Röntgenbilder jederzeit auf entsprechenden Computer-Bildschirmen der digitalen Netzwerke und Rechner (PACS) angesehen werden können. Quelle: Orthopädisches Spital Speising (Foto: Autorin, 2010).

Anhang H Die Magnetresonanz

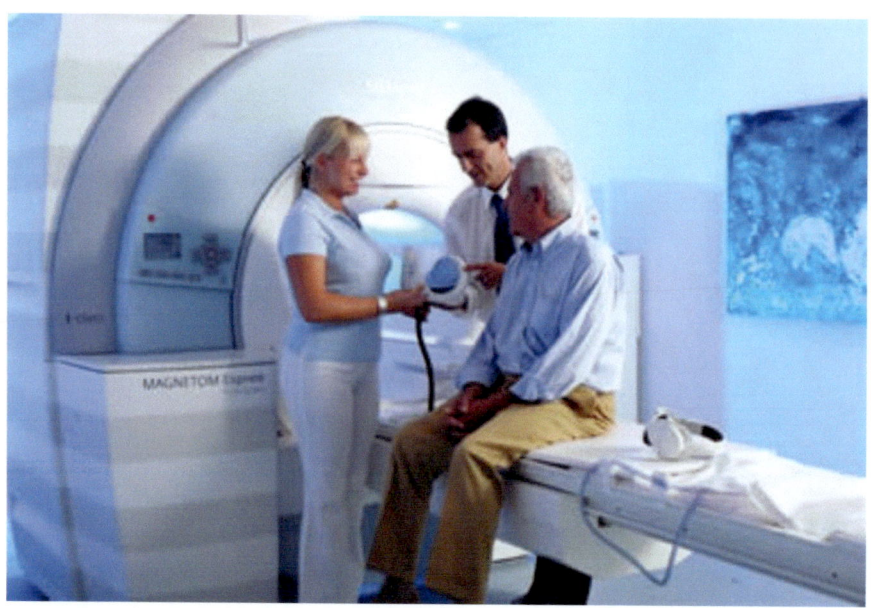

Abb. H 1 Informationsgespräch vor der MR. Der MR- Raum ist mit modernster MR-Technik ausgestattet. Quelle: MR-Institut Dr. Bader, verfügbar unter: http://www.bader-mr.at/institut/institut.php?lang=de [Abfragedatum 2011-01-10]

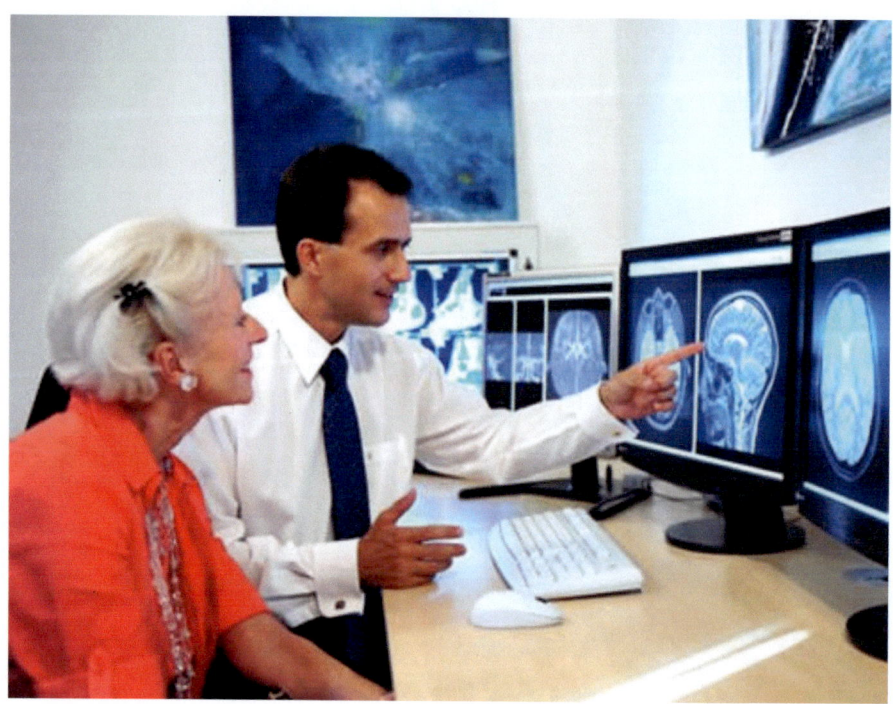

Abb. H 2 Informationsgespräch zum MR-Befund am kompatiblen Computer-Bildschirmen Quelle: MR-Institut Dr. Bader, verfügbar unter: http://www.bader-mr.at/ [Abfragedatum 2011-01-10]

Anhang I Labor für Gang- und Bewegungsanalyse

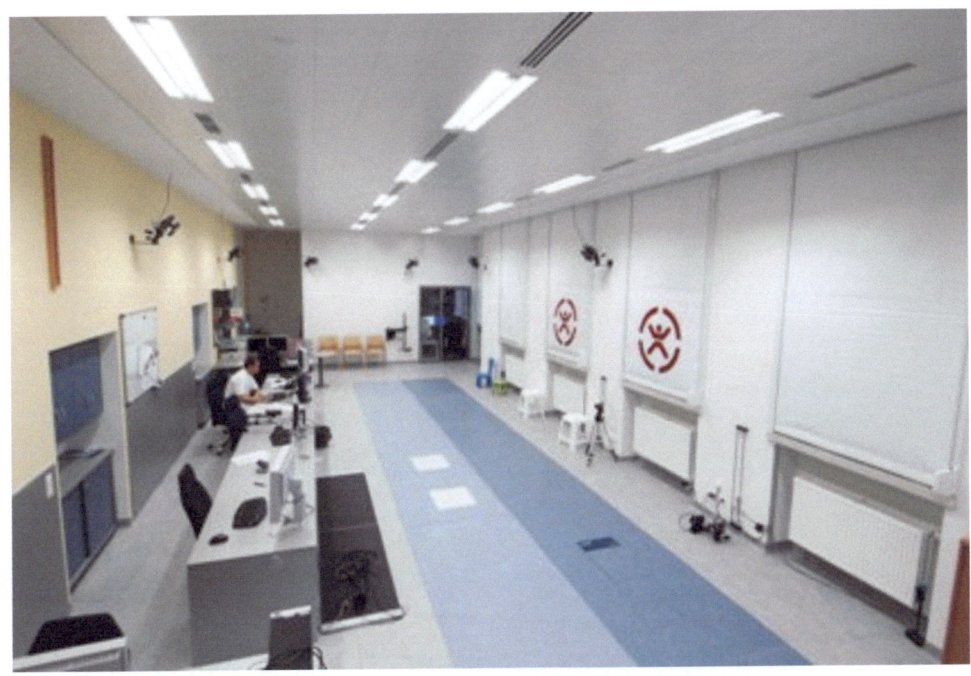

Abb. I 1 Labor für Gang- und Bewegungsanalyse. Quelle: Orthopädisches Spital Speising, verfügbar unter: http://www.oss.at/index_html?sc=190 [Abfragedatum 2011-01-10]

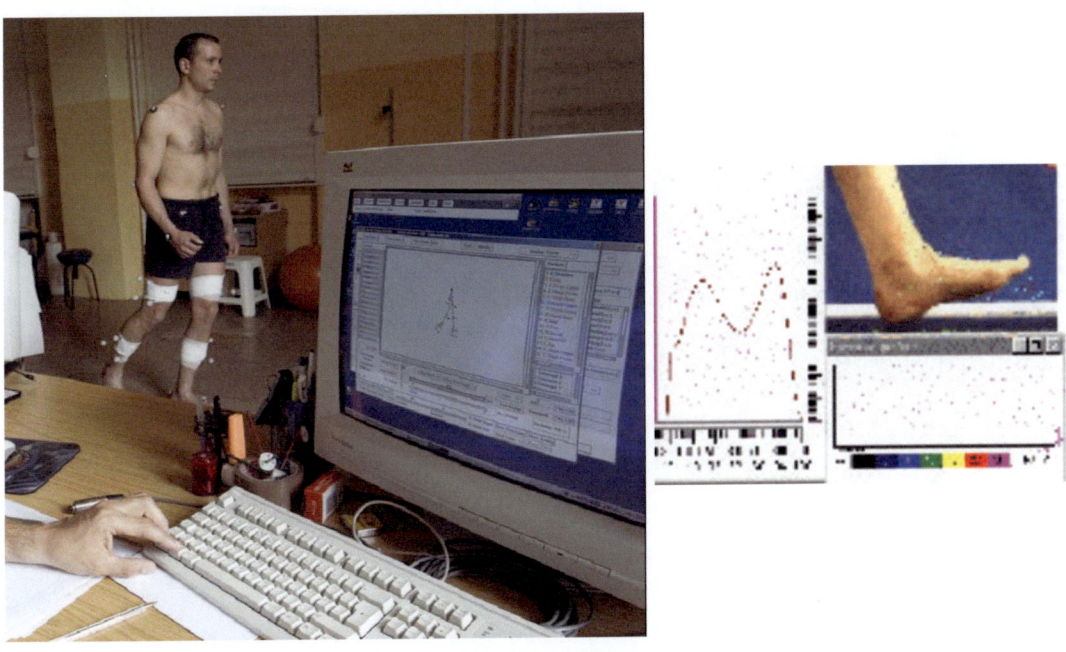

Abb. I 2 Gang- und Bewegungsanalyse. Mit Hilfe von dünnen Drahtelektroden auf Armen und Beinen werden Gang und Bewegung analysiert und anschließend im Computer aufgezeichnet. Quelle: Orthopädisches Spital Speising, verfügbar unter: http://www.oss.at/index_html?sc=437 [Abfragedatum 2010-03-07]

Anhang J Pflegedatenbank

Abb. J 1 Die grafische Darstellung der Stationsübersicht. Die Patienten-Daten wurden aufgrund des Datenschutzes entfernt. Quelle: Orthopädisches Spital Speising (Screenshot Pflegedatenbank, 2010).

Anhang K Patienten-Infoterminal

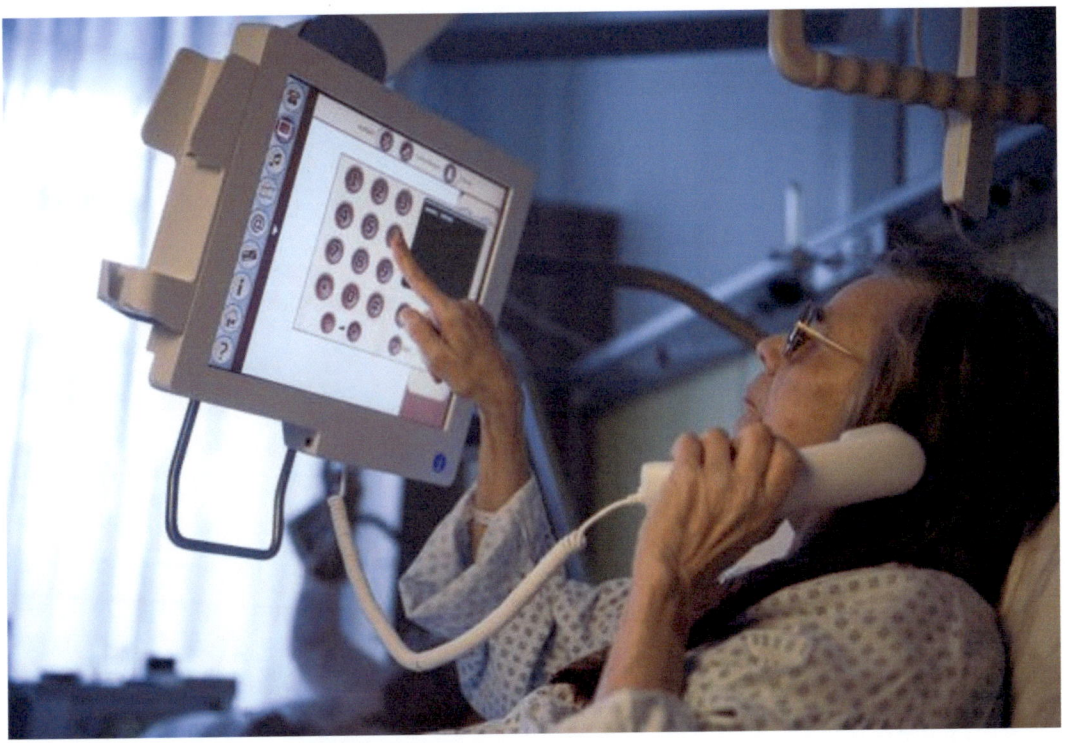

Abb. K 1 Flachbildschirme mit Touch-Screen-Monitoren.
Quelle: Orthopädisches Spital Speising, verfügbar unter:
http://www.oss.at/media_tools/get_image?size=600x600
&file=pix_oss/telefon.jpg [Abfragedatum 2010-03-07]

Anhang L Terminvereinbarung per Internet

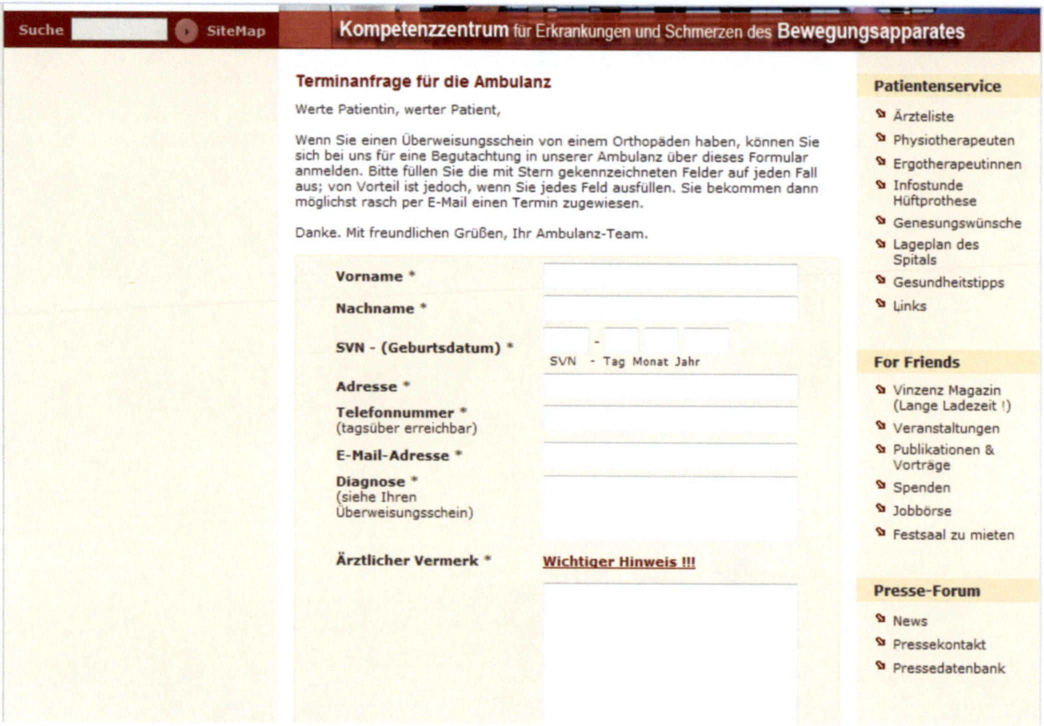

Abb. L 1 Terminvereinbarung per Internet mit Hilfe des Online-Formulars.
Quelle: Orthopädisches Spital Speising, verfügbar unter:
http://www.oss.at/index_html?id=2321 [Abfragedatum 2010-03-07]

Anhang M Infostunde „Hüftprothese"

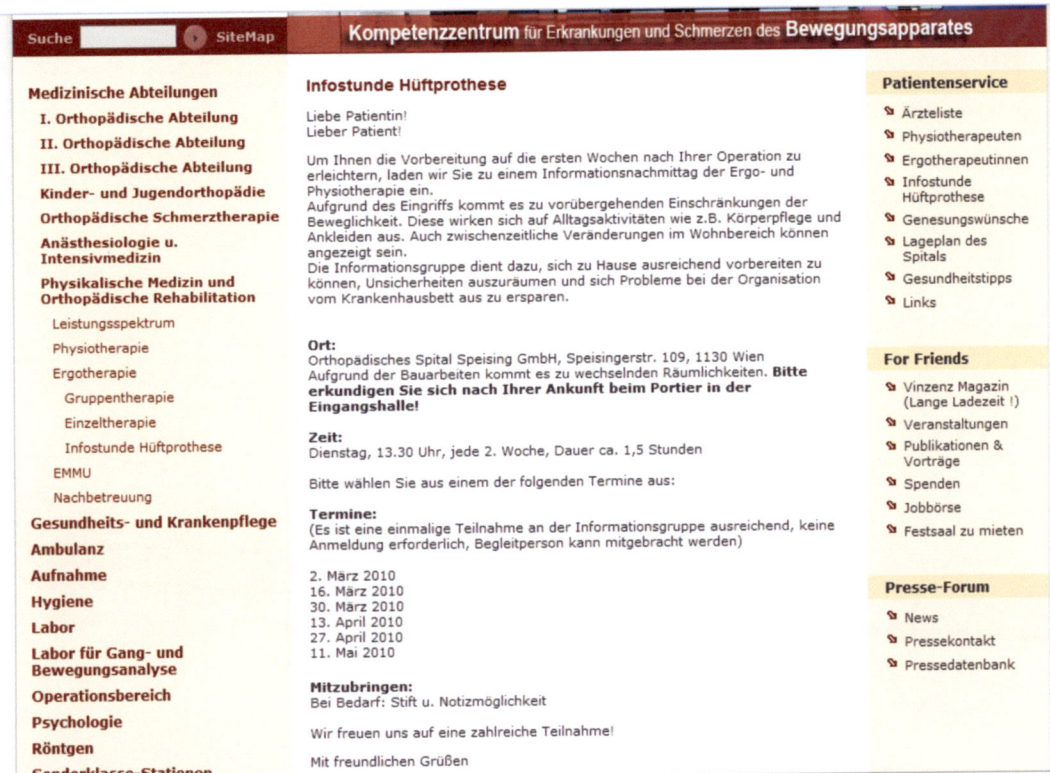

Abb. M 1 Infostunde „Hüftprothese" soll den Patienten die Vorbereitung auf die ersten Wochen nach der Hüftprothesen-Operation erleichtern. Quelle: Orthopädisches Spital Speising, verfügbar unter: http://www.oss.at/index_html?sc=821 [Abfragedatum 2010-03-07]

Anhang N Genesungswünsche

Abb. N 1 Online-Formular für „Genesungswünsche" auf der Webseite des OSS in der Rubrik „Patientenservice". Angehörige oder Bekannte können so per Internet eine baldige Besserung wünschen. Quelle: Orthopädisches Spital Speising, verfügbar unter: http://www.oss.at/index_html?sc=307 [Abfragedatum 2010-03-07]

Anhang O Gesundheitstipps

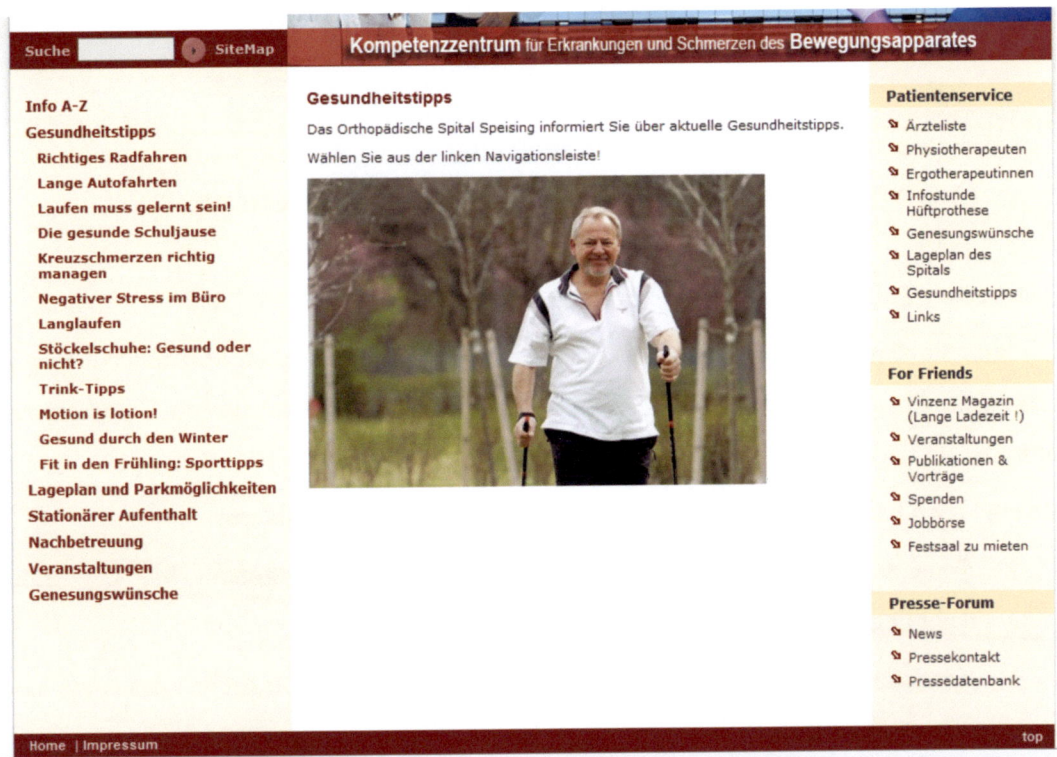

Abb. O 1 Gesundheitstipps auf der Webseite des OSS in der Rubrik „Patientenservice".
Quelle: Orthopädisches Spital Speising, verfügbar unter:
http://www.oss.at/index_html?sc=8 [Abfragedatum 2010-03-07]

Anhang P Fragebogen

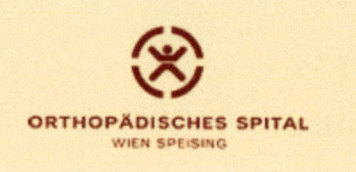

Fragebogen
zur Meinungsumfrage über die gemeinsame Anamnese

Sehr geehrte Teilnehmerin, sehr geehrter Teilnehmer!

Ich bitte Sie darum, den vorliegenden Fragebogen auszufüllen, um Ihre Meinung zur möglichen Zusammenführung der pflegerischen und medizinischen Anamnese im Computer zur besseren Befriedigung der Patientenbedürfnisse.

Im konkreten Fall möchte ich folgende Themenschwerpunkte untersuchen:

- gemeinsame Anamnese im Computerprogramm **ohne Zusammenarbeit** des Ärzte- und Pflegepersonals,

- gemeinsame Anamnese im Computerprogramm **mit Zusammenarbeit** des Ärzte- und Pflegepersonals.

Der Fragebogen ist anonym, freiwillig und beinhaltet 21 Fragen. Die Antworten, die Ihre Meinung am besten ausdrückt, markieren Sie bitte mit: ☒. Die Fragen Nr. 11, 14 und 15 können Sie um Ihre eigene Meinung ergänzen. Den ausgefüllten Fragebogen retournieren Sie bitte an den Auftraggeber der Meinungsumfrage (Viera Gulová, Station B2).

Ihre Angaben werden vertraulich behandelt und nur im Rahmen der Studie verwendet.

1. **Geschlecht:**
    - ☐ weiblich
    - ☐ männlich

2. **Altersgruppe:**
    - ☐ 20 – 30
    - ☐ 31 – 45
    - ☐ 46 – 60
    - ☐ 61 und mehr

3. **Beruf:**
    - ☐ Ärztin/ Arzt
    - ☐ Krankenschwester/ Krankenpfleger

4. **Die Gesundheits- und Krankenpflege wird laut Gesetz durchgeführt mit Hilfe von:**
   - ☐ Mit Hilfe des Pflegeprozesses
   - ☐ Mit Hilfe der freien Methode
   - ☐ Mit Hilfe der Methode des Pflegemodels
   - ☐ Mit Hilfe der Aufgabenzuteilung
   - ☐ Ich weiß es nicht

5. **„Pflegeanamnese" ist:**
   - ☐ Planung der Pflegemaßnahmen
   - ☐ Freies Gespräch
   - ☐ Zweiter Schritt des Pflegeprozesses
   - ☐ Freie Methode zur Sammlung der wichtigen Patienteninformationen
   - ☐ Systematische Methode zur Sammlung der wichtigen Patienteninformationen zur Identifikation der Probleme für Pflegemaßnahmen

6. **Anhand welches Pflegemodells ist die Pflegeanamnese in der Pflegedatenbank strukturiert?**
   - ☐ Dorothea Elisabeth Orem
   - ☐ Marjory Gordon
   - ☐ Florence Nightingale
   - ☐ Die Anamnese ist frei zusammengestellt
   - ☐ Ich weiß es nicht

7. **Wissen Sie, dass die überwiegende Mehrheit der Fragen in der medizinischen sowie in der pflegerischen Anamnese identisch ist?**
   - ☐ Ja, weiß ich
   - ☐ Eher ja, als nein
   - ☐ Das kann ich nicht beurteilen
   - ☐ Eher nein, als ja
   - ☐ Nein, weiß ich nicht

8. **Auf wie viel Prozent schätzen Sie die Fragenidentität in der medizinischen sowie in der pflegerischen Anamnese?**
    - ☐ 20%
    - ☐ 40%
    - ☐ 60%
    - ☐ 80%
    - ☐ 100%

9. **Wie oft hat Sie schon der Patient auf die doppelten Fragen angesprochen? (z.B.: „Diese Frage hat mir schon der Arzt/ die Schwester gestellt.")**
    - ☐ Ja, ich wurde darauf schon mal angesprochen
    - ☐ Ja, die Patienten beschweren sich bei mir darüber immer wieder
    - ☐ Den Patienten ist sehr oft unangenehm auf doppelte Fragen zu antworten
    - ☐ Davon weiß ich nichts
    - ☐ Nein, die Patienten beschwerten sich bei mir nie

10. **Können Sie sich eine gemeinsame Anamnese in einigen Bereichen vorstellen?**
    - ☐ Ja, kann ich mir vorstellen
    - ☐ Eher ja, als nein
    - ☐ Das kann ich nicht beurteilen
    - ☐ Eher nein, als ja
    - ☐ Nein, kann ich mir nicht vorstellen

11. **Probleme mit identischen Fragen in beiden Anamnesen kann man in der Computerzeit lösen mit:**
    - ☐ einer gemeinsamen Anamnese im Computer **mit Zusammenarbeit** des Ärzte- und Pflegepersonals,
    - ☐ einer gemeinsamen Anamnese im Computer **ohne Zusammenarbeit** des Ärzte- und Pflegepersonals,
    - ☐ einer gemeinsamen Anamnese im Computer nur im Preambulanzbereich
    - ☐ diese Probleme kann man nicht lösen
    - ☐ andere Problemlösung ....

12. Welche Vorteile würde eine gemeinsame Anamnese im Computerprogramm ohne Zusammenarbeit des Ärzte- und Pflegepersonals bringen?
- ☐ Effektive Nutzung der IT (Informationstechnologie)
- ☐ Verkürzte Zeit bei der Patientenaufnahme
- ☐ Verhinderung der doppelten Fragen
- ☐ Befriedigung der Patientenbedürfnisse
- ☐ Gemeinsame Anamnese bringt keine Vorteile

13. Welche Vorteile würde eine gemeinsame Anamnese im Computerprogramm mit Zusammenarbeit des Ärzte- und Pflegepersonals bringen?
- ☐ Effektive Nutzung der IT (Informationstechnologie)
- ☐ Verkürzte Zeit bei der Patientenaufnahme
- ☐ Verhinderung der doppelten Fragen
- ☐ Befriedigung der Patientenbedürfnisse
- ☐ Gemeinsame Anamnese bringt keine Vorteile

14. Welche Meinung haben Sie zu einer gemeinsamen Anamnese mit Zusammenarbeit des Ärzte- und Pflegepersonals im Computerprogramm?
- ☐ Es ist im Zeitraum von 5 Jahren zu erreichen
- ☐ Es ist im Zeitraum von 3 Jahr zu erreichen
- ☐ Vorbereitung und Durchführung sind ab sofort möglich
- ☐ Eine solche Zusammenlegung ist gar nicht möglich
- ☐ Andere Meinung..
  ....

15. Welche Meinung haben Sie zu einer gemeinsamen Anamnese ohne Zusammenarbeit des Ärzte- und Pflegepersonals im Computerprogramm?
- ☐ Es ist im Zeitraum von 5 Jahren zu erreichen
- ☐ Es ist im Zeitraum von 3 Jahr zu erreichen
- ☐ Vorbereitung und Durchführung sind ab sofort möglich
- ☐ Eine solche Zusammenlegung ist gar nicht möglich
- ☐ Andere Meinung..
  ....

16. Wo sehen Sie die Schwierigkeiten bei der Zusammenlegung der medizinischen und pflegerischen Anamnese?

☐ Jede Veränderung ist anfangs schwer, es ist aber wichtig diese Veränderung in der Praxis zu testen
☐ In der Kommunikation
☐ Zeitgründe (gemeinsame Anamnese könnte länger dauern)
☐ Unterschiedliche Kompetenzen des Ärzte- und Pflegepersonals
☐ Im SAP-Programm technisch schwierig
☐ Das kann ich nicht beurteilen

17. Technischer Ausfall der IT (Informationstechnologie) im OSS bedeutet für Sie:

☐ Arbeit mit der Ersatzquelle (Rote Mappe)
☐ Stellt verlorene Zeit dar
☐ Desorientierung
☐ Technisch nicht möglich
☐ Das kann ich mir in der heutigen digitalen Welt nicht vorstellen

18. Welche Aufgaben erfüllt der Arbeitskreis Pflegedatenbank (PDB) im OSS?

☐ Arbeitskreis Pflegedatenbank (PDB) evaluiert die Effektivität der IT (Informationstechnologie) in der Pflege
☐ Server-Wartung
☐ Client-Wartung
☐ Installation der Patienten-Bildschirme
☐ OSS hat keinen Arbeitskreis Pflegedatenbank (PDB)

19. Das SAP-Programm im OSS wird genützt zur:

☐ Bestellung des Röntgentermins, der Physiotherapie, der Spirometrie, des EKG, der Konsiliaruntersuchungen, Labor, der Medikamente,...
☐ Bücher- Bestellung
☐ Zur händischen Papierdokumentation
☐ OSS nützt dieses Programm gar nicht
☐ Zur Installation der Patienten-Bildschirme

20. Sind Sie damit einverstanden, dass auf Patienten-Bildschirmen oberhalb des Patienten-Bettes Informationen über Ärzte- und Pflegepersonal (Name und Foto) der jeweiligen Station für Patienten sichtbar werden?

- ☐ Ja, ich bin damit einverstanden
- ☐ Ich bin damit eher einverstanden
- ☐ Das kann ich nicht beurteilen
- ☐ Ich bin damit eher nicht einverstanden
- ☐ Nein, ich bin damit nicht einverstanden

21. Sind Sie damit einverstanden, dass auf Patienten-Bildschirmen oberhalb des Patienten-Bettes Informationen über die Tagespräsens des Ärzte und Pflegepersonals für Patienten sichtbar werden?

- ☐ Ja, ich bin damit einverstanden
- ☐ Ich bin damit eher einverstanden
- ☐ Das kann ich nicht beurteilen
- ☐ Ich bin damit eher nicht einverstanden
- ☐ Nein, ich bin damit nicht einverstanden

Ich danke Ihnen für Ihre Zeit und Mühe.

Mit freundlichen Grüßen

Mgr. Viera Gulová

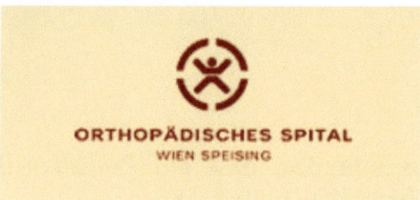

Fragebogen
zur Meinungsumfrage über die gemeinsame Anamnese

Antwortmöglichkeiten

1. eine Antwort ist möglich
2. eine Antwort ist möglich
3. eine Antwort ist möglich
4. eine Antwort ist möglich
5. eine Antwort ist möglich
6. eine Antwort ist möglich
7. eine Antwort ist möglich
8. eine Antwort ist möglich
9. eine Antwort ist möglich
10. eine Antwort ist möglich
11. eine Antwort ist möglich
12. mehrere Antworten sind möglich
13. mehrere Antworten sind möglich
14. eine Antwort ist möglich
15. eine Antwort ist möglich
16. mehrere Antworten sind möglich
17. eine Antwort ist möglich
18. eine Antwort ist möglich
19. eine Antwort ist möglich
20. eine Antwort ist möglich
21. eine Antwort ist möglich